La Gastroenterologia in Tasca

a cura di F. Pace

Springer
Milano
Berlin
Heidelberg
New York
Barcelona
Hong Kong
London
Paris
Singapore
Tokyo

F. Pace • S. Vigneri

Helicobacter pylori

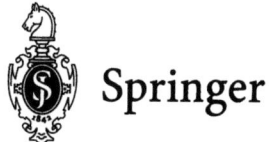 Springer

DR. F. PACE
Divisione di Gastroenterologia
Ospedale "L. Sacco"
Polo Universitario
Milano

PROF. S. VIGNERI
Cattedra di Gastroenterologia
Istituto di Medicina Interna
e Geriatria
Policlinico "P. Giaccone"
Università degli Sudi di Palermo
Palermo

Gli Autori desiderano ringraziare la Janssen-Cilag SpA per il supporto e la collaborazione alla realizzazione e diffusione dell'opera.

ISBN 88-470-0065-3

© Springer-Verlag Italia, Milano 1999

Quest'opera è protetta da diritto d'autore. Tutti i diritti, in particolare quelli relativi alla traduzione, alla ristampa, all'uso di figure e tabelle, alla citazione orale, alla trasmissione radiofonica o televisiva, alla riproduzione su microfilm, alla diversa riproduzione in qualsiasi altro modo e alla memorizzazione su impianti di elaborazione dati rimangono riservati anche nel caso di utilizzo parziale. Una riproduzione di quest'opera, oppure di parte di questa, è anche nel caso specifico solo ammessa nei limiti stabiliti dalla legge sul diritto d'autore, ed è soggetta all'autorizzazione dell'Editore Springer. La violazione delle norme comporta le sanzioni previste dalla legge.

La riproduzione di denominazioni generiche, di denominazioni registrate, marchi registrati, ecc. in quest'opera, anche in assenza di particolare indicazione, non consente di considerare tali denominazioni o marchi liberamente utilizzabili da chiunque ai sensi della legge sul marchio.

Responsabilità legale per i prodotti: l'Editore non può garantire l'esattezza delle indicazioni sui dosaggi e l'impiego dei prodotti menzionati nella presente opera. Il lettore dovrà di volta in volta verificarne l'esattezza consultando la bibliografia di pertinenza.

Progetto grafico della copertina: Simona Colombo
Impaginazione: Graphostudio, Milano
Stampato in Italia: Centro Grafico Ricordi, Milano

SPIN: 10733524

Indice generale

Tassonomia e microbiologia 2

Epidemiologia e patogenesi 6

Helicobacter pylori e patologie associate 26

Esofagite da reflusso 48

Diagnosi 58

Terapia 66

Bibliografia essenziale 76

Presentazione alla collana

L'aggiornamento continuo in Medicina è una necessità oggettiva: il tasso di obsolescenza delle cognizioni mediche è stato stimato intorno al 50% ogni 5 anni; e se lo Specialista ha a sua disposizione riviste e manuali che facilitano il compito, il Medico pratico o l'Internista generalista trovano la situazione più frustrante.

L'idea della collana **La gastroenterologia in tasca** è quella di realizzare un testo monografico, con un numero di pagine contenutissimo ed una veste grafica (50% testo e 50% figure, tabelle o schemi) che consentano in meno di 2 ore un approfondimento sufficiente su di un argomento di rilevanza gastroenterologica particolare.

Nel tempo necessario a vedere un film, e (sperabilmente) con lo stesso piacere, sarà possibile una "full-immersion" su temi come la dispepsia funzionale, la malattia da reflusso gastroesofageo, le malattie infiammatorie croniche intestinali, l'infezione da *Helicobacter pylori*, la sindrome dell'intestino irritabile, per non citare che i primi 5 titoli della collana. Il prezzo contenuto del volume, e la sua ridottissima dimensione, pensiamo costituiscano gradite caratteristiche di queste monografie "pocket".

Quanto al contenuto scientifico, non spetta certo al Curatore della collana discuterne; gli obbiettivi, tuttavia, sono quelli di fornire, in forma particolarmente sintetica, tutto ciò che la più recente letteratura specialistica ha acquisito come rilevante, veicolando l'informazione per quanto possibile in forma grafica, e riducendo ad un minimo indispensabile le voci bibliografiche.

Dr. F. Pace

Presentazione a "Helicobacter pylori"

L'infezione da *Helicobacter pylori* viene ormai riconosciuta come la causa più comune della gastrite cronica ed è coinvolta etiologicamente nella patologia ulcerativa peptica sia gastrica che duodenale, nell'adenocarcinoma gastrico e nei maltomi.

Il batterio è stato così denominato solamente nel 1989, essendo stato prima identificato come *Campylobacter pylori* e successivamente *C. pyloridis* o *Campylobacter* like-organism (CLO).

Descritto per la prima volta nel 1983 da Warren e Marshall come "unidentified curved bacillus" nella mucosa gastrica umana, solo per un evento fortuito, venne isolato anche nei terreni di coltura.

Divenne presto chiaro che la sua rassomiglianza con il genere *Campylobacter* era solo apparente e quindi venne creato un nuovo genere denominato "*Helicobacter*".

Sono trascorsi quindici anni dalla prima segnalazione e non sembra esagerato dire che probabilmente mai era accaduto un "evento" scientifico così clamoroso, tanto innovativo da risultare inizialmente incredibile, la cui risonanza in ambito scientifico e quindi clinico è stata impensabile.

In un così breve lasso di tempo la mole di ricerche di ogni tipo che in questo ambito sono state condotte è enorme, ma ancora molti punti rimangono oscuri, molte ipotesi vanno ancora definitivamente confermate, mentre si stanno evidenziando alcuni insuccessi in ambito terapeutico, conseguenza di una " fase di aggressività", probabilmente eccessiva ed ingiustificata.

Considerata l'importanza clinica, ma anche il peso economico e l'impatto sociale delle patologie collegate all'infezione ci è sembrato utile che i medici potessero avere opportune ed aggiornate conoscenze sul problema.

Maggio 1999 *Gli Autori*

Tassonomia e microbiologia

Nell'arco di pochi anni dalla sua scoperta (1984) è risultato chiaro che l'*Helicobacter pylori* sulla base di definite differenze genetiche, di una diversa morfologia e di peculiari caratteristiche biochimiche rappresentava il capostipite di un nuovo genere sino a quel momento completamente sconosciuto.

Il batterio è un Gram negativo di circa 0.6 x 3.5 micron che nelle colture fresche presenta una forma a spirale mentre in quelle più datate assume una forma sferica (coccoide). Presenta un glicocalice prominente e multipli flagelli unipolari che terminano con un bulbo. L'organismo presenta una vivace motilità a spirale che gli permette di penetrare, attraverso il muco, entro le cripte ghiandolari gastriche (Fig. 1).

L'*Helicobacter* è fortemente microaerofilo e la sua crescita in coltura richiede un medium arricchito, un'atmosfera povera di ossigeno ed una temperatura ottimale di 37°C. Dopo circa tre giorni compaiono piccole colonie, lisce, translucide, spesso isolate e sparse, essendo necessari diversi giorni per ottenere una buona coltura. Quanto detto fa comprendere come la coltura sia una tecnica diagnostica non routinaria, il cui successo è estremamente variabile (75-100%) in relazione soprattutto all'esperienza ed all'interesse dei microbiologi.

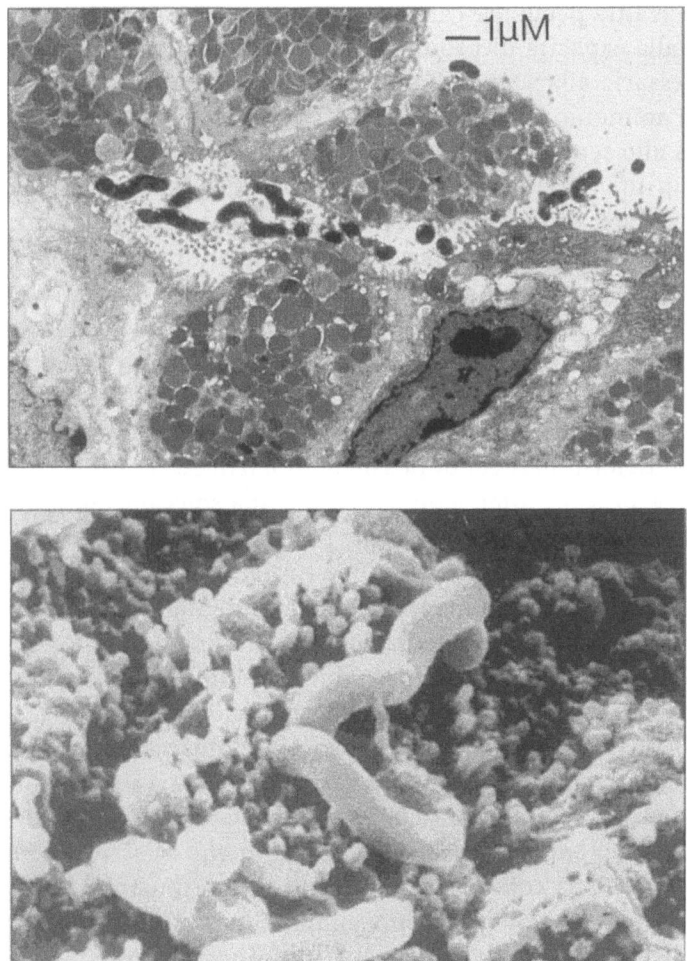

Fig. 1. Immagine in microscopia elettronica (in alto) a scansione (in basso) dell'*Helicobacter pylori*, con la sua caratteristica forma allungata e curvilinea, tra le cellule gastriche

Un'altra peculiare caratteristica di questi batteri è rappresentata dalla capacità di produrre notevoli quantità di ureasi, enzima necessario alla scissione dell'urea con conseguente produzione di ioni ammonio. Tale peculiare caratteristica sembra essersi sviluppata allo scopo di neutralizzare l'acidità gastrica e di creare quindi un microambiente più adeguato alle esigenze biologiche dei batteri, ma probabilmente anche perché gli *Helicobacter* utilizzano l'urea come fonte energetica. Allorquando si vengano a creare delle condizioni ambientali sfavorevoli al suo sviluppo, l'*Helicobacter* è in grado di assumere la forma coccoide e quindi di sopravvivere. Tutti i ceppi di *Helicobacter pylori* possiedono fattori di virulenza che permettono loro di superare le difese dell'organismo ospite e colonizzare il muco e la mucosa gastrica (Tab. 1); soltanto determinati ceppi possiedono particolari fattori di virulenza che spesso conferiscono al germe una spiccata aggressività e la capacità di provocare patologie più severe (Tab. 2).

Il sito unico di colonizzazione è rappresentato dall'epitelio della mucosa gastrica umana. In via sperimentale è stata dimostrata la possibilità che ceppi batterici prelevati dall'uomo possono essere in grado di attecchire e produrre lesioni nello stomaco di porcellini d'India, topi, maialini gnotobiotici e scimpanzé.

Sebbene l'*Helicobacter pylori* sia l'organismo isolato quasi esclusivamente dalla mucosa gastrica umana, in una modestissima percentuale di casi (0.072%-0.5%) è stato possibile identificare un altro batterio, l'*Helicobacter heilmanii* (*Gastrospirillum hominis*), che ha comunque una identica distribuzione nello stomaco. Batteri morfologicamente simili a quest'ultimo sono stati isolati nello stomaco di cani e gatti, indicando che questa infezione è probabilmente una zoonosi. Quanto detto trova conferma nel fatto che la maggior parte dei pazienti infettati con l'*H. heilmanii* ha o ha avuto contatti con questi animali domestici.

Tabella 1. Fattori di virulenza comuni a tutti i ceppi di Hp

1. Fattori ad attività enzimatica (ureasi, catalasi, fosfolipasi, alcool deidrogenasi, superossido dismutasi, IgA proteasi, fumarato riduttasi)
2. Flagelli e morfologia spiraliforme
3. Adesine
4. Porine
5. Emolisina
6. Fattore attivante le piastrine
7. Tossina granuleggiante
8. ATPasi di tipo P per il trasporto di Cu^{2+}
9. Capacità di immunoevasione

Tabella 2. Fattori di virulenza posseduti solo da determinati ceppi di Hp

1. Tossina vacuolizzante (VacA)
2. Proteina associata alla citotossina (CagA)
3. Regioni genomiche *cagI* e *cagII*
4. Fattore(i) attivante(i) i neutrofili
5. Proteine inibenti la secrezione di HCl
6. Struttura del lipopolisaccaride
7. Frammento di rRNA di 2,56 kb

Epidemiologia e patogenesi

L'*Helicobacter pylori* infetta circa la metà della popolazione mondiale (Fig. 2), ma la sua prevalenza è molto variabile tra un'area geografica ed un'altra come anche fra differenti gruppi etnici pur conviventi nella stessa area. In generale è ormai evidente che la maggiore frequenza dell'infezione è rilevabile fra i soggetti appartenenti ai livelli socioeconomici più bassi, coincidendo tale condizione con una scadente condizione igienico-sanitaria, con il sovraffollamento ambientale e con gravi carenze alimentari (Fig. 3).

Nei paesi industrializzati circa il 35%-40% della popolazione risulta essere infettato.

L'infezione viene quasi sempre acquisita nell'infanzia ed una valutazione effettuata attorno ai 20 anni fornisce una ragionevole stima della frequenza di infezione che quella coorte di età avrà nel corso della vita. Si è visto che l'incidenza dell'infezione negli adulti è dello 0.5%/anno e sembra chiaro che altrettante persone risolveranno l'infezione nello stesso lasso di tempo come conseguenza dell'uso di antibiotici per altre patologie.

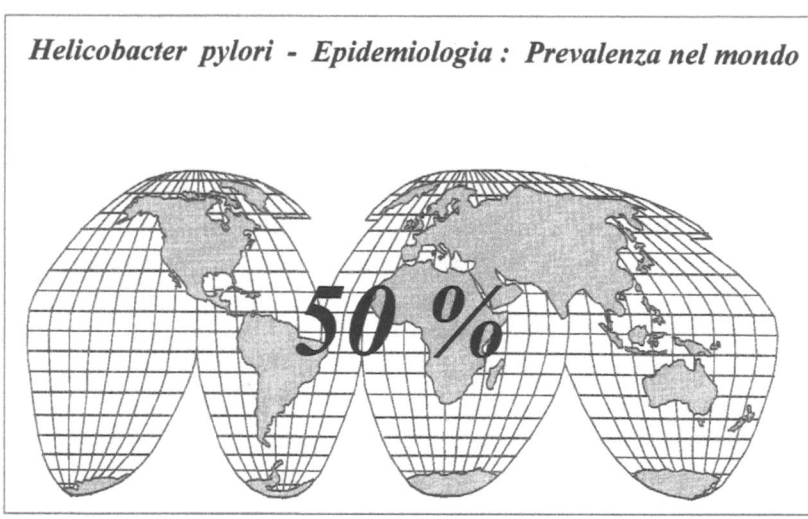

Fig. 2. Prevalenza complessiva dell'infezione da *Helicobacter pylori*: globalmente risulta infetta circa metà della popolazione mondiale, ma esistono grandi differenze legate all'area geografica e all'etnia

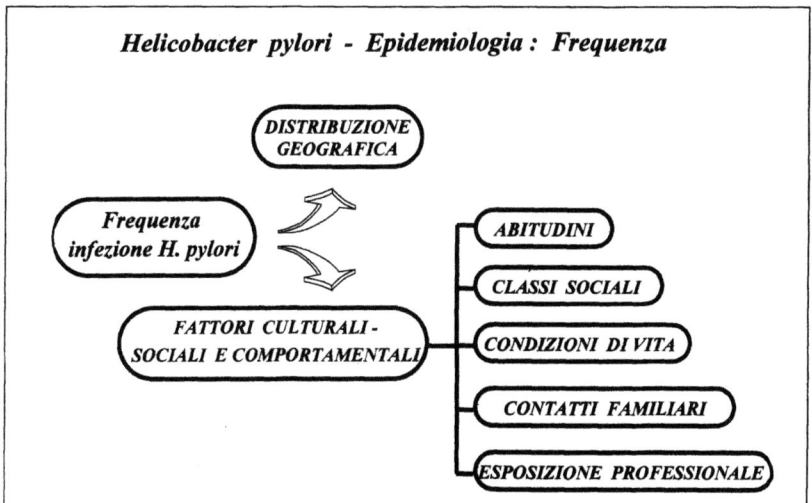

Fig. 3. La frequenza dell'infezione è legata, oltre che ai fattori geografici, a svariati fattori ambientali socio-culturali e comportamentali

L'età è la variabile più importante correlata al dato di prevalenza dell'infezione (Fig. 4). Le persone nate fra gli anni '40 e '50 hanno una frequenza di infezione sicuramente più elevata rispetto alla popolazione nata in periodi successivi. Questo andamento della prevalenza è tipico dei paesi industrializzati ed in effetti non è correlato ad un progressivo incremento dovuto all'incidenza annuale dell'infezione, ma rappresenta quello che viene chiamato "fenomeno di coorte". In altre parole, poiché l'infezione è acquisita nell'infanzia e dura "naturalmente" per tutta la vita, la maggiore prevalenza di soggetti anziani infettati rappresenta la conseguenza del fatto che costoro hanno acquisito l'infezione in un periodo storico in cui le condizioni di vita ed igienico-sanitarie erano sicuramente e diffusamente più scadenti. Quando le coorti di età successive (i quarantenni, i trentenni, i ventenni di oggi) raggiungeranno anch'esse i 60 anni, osserveremo una netta flessione della prevalenza rispetto a quella rilevata oggi negli ultrasessantenni, proprio perché negli ultimi quaranta anni le condizioni di vita sono sensibilmente migliorate.

Completamente differente è l'andamento della prevalenza nei paesi del Terzo Mondo e comunque ove le condizioni di vita siano scadenti: qui, i bambini di età compresa fra i 2 e gli 8 anni hanno un'incidenza dell'infezione di circa il 10%, che in alcuni casi può arrivare sino al 30% per anno, e ciò rende conto del fatto che in tali popolazioni la prevalenza a 15-20 anni d'età sia spesso del 100%.

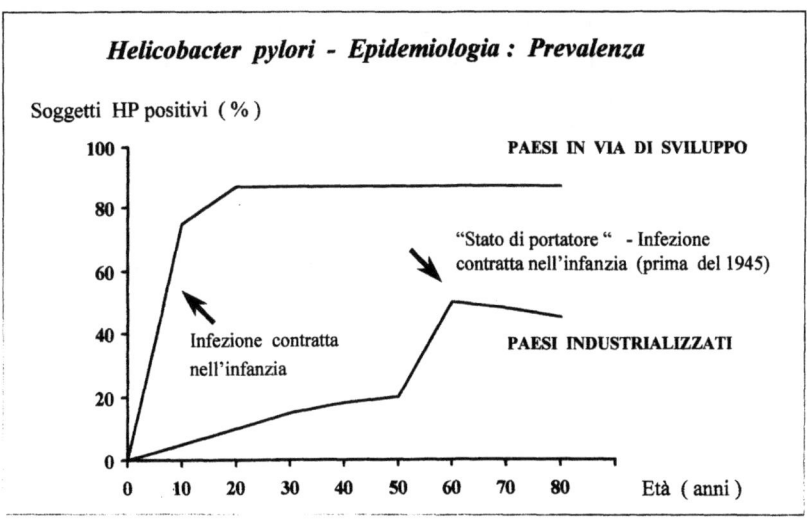

Fig. 4. La prevalenza dell'infezione da *Helicobacter pylori* è fortemente legata, tanto nei paesi industrializzati che in quelli in via di sviluppo, all'età del soggetto

Di contro, negli Stati Uniti e negli altri paesi ad elevato tenore di vita l'incidenza dell'infezione è dello 0.5-1% annuo (Fig. 5).

È chiaro dunque che il livello socio-economico è l'elemento determinante sulla prevalenza dell'infezione in qualsiasi area della terra, e che le condizioni generali di vita sono determinanti nella primissima infanzia, non essendo di alcun significato gli eventuali miglioramenti dello stato sociale raggiunti successivamente.

Quanto appena detto è stato confermato in diversi studi nei quali è stato osservato che l'infanzia è il periodo critico di questa infezione che dura tutta la vita e che in ogni gruppo di adulti la prevalenza dell'infezione riflette il tasso di acquisizione nei primi anni d'età.

Fattori genetici

Molti studi epidemiologici hanno preso in considerazione le differenze etniche e razziali, ma è ormai chiaro che i fattori genetici non hanno alcuna importanza sulla diffusione dell'infezione, mentre probabilmente giocano un ruolo determinante nell'interazione fra ospite e batterio e di conseguenza l'esito (outcome) dell'infezione.

Le influenze genetiche sono state valutate in alcuni studi condotti su gemelli separati alla nascita e quindi cresciuti in differenti ambienti. Inoltre sono stati valutati gruppi di gemelli omozigoti (stesso patrimonio genetico) e gruppi di gemelli dizigoti (geneticamente differenti). Questi studi hanno dimostrato che l'elemento determinante sull'infezione è rappresentato dalla situazione socio-economica ed ambientale: quando le condizioni ambientali erano le medesime si rendeva evidente una differenza fra i gemelli monozigoti nei confronti dei dizigoti, risultando i primi molto più concordanti relativamente alla prevalenza dell'infezione. Quando le condizioni ambientali erano differenti anche i gemelli omozigoti dimostravano significative differenze. Dunque le condizioni di vita sono in ogni caso l'elemento determinante anche se l'identità del patrimonio genetico può rappresentare un fattore non indifferente sull'outcome dell'infezione.

Helicobacter pylori - Epidemiologia: Incidenza

Tassi di incidenza

- Paesi industrializzati : 1 % / anno (studi di prevalenza)
  0.3 - 0.5 % / anno (studi prospettici)

- Paesi in via di sviluppo: 3 - 10 % / anno

- Bambini
  - Paesi industrializzati : 2.7 % / anno
  - Paesi in via di sviluppo : 36 % / anno

Fig. 5. La figura sintetizza i parametri di incidenza dell'infezione da *Helicobacter pylori* nelle diverse aree mondiali

Trasmissione dell'infezione

Diversi studi sulla trasmissione dell'infezione hanno messo in evidenza che la convivenza fra soggetti infettati e non, in condizioni ambientali ed igieniche non ottimali, si associa ad un'alta prevalenza dell'infezione. È stato dimostrato in maniera inequivocabile che la convivenza in ambienti sovraffollati, la condivisione del letto, il numero elevato di bambini, la carenza dei più elementari presidi igienici, sono tutti fattori di rischio per la diffusione dell'infezione sia fra i piccoli che fra gli adulti. Studi condotti nell'ambito di famiglie i cui componenti erano asintomatici hanno rilevato che se uno dei genitori, scelto in modo random, era infettato, una elevata percentuale degli altri componenti il nucleo familiare era anch'essa infettata. Inoltre è stato osservato che la trasmissione diretta fra adulti è molto meno frequente rispetto a quella messa in evidenza nei nuclei familiari ove siano presenti dei bambini, i quali rappresentano dunque il probabile serbatoio dell'infezione (Fig. 6).

L'*Helicobacter pylori* è stato rinvenuto nella placca dentaria, ma nessun dato supporta in modo inequivocabile la possibilità della trasmissione mediante il bacio o per via sessuale.

Anche la presenza di animali domestici in casa è stata proposta come un fattore di rischio per la trasmissione dell'infezione, ma, al di là di alcune segnalazioni sporadiche, non sembra allo stato attuale che vi siano elementi definitivi in tal senso.

L'evoluzione dell'infezione, in definitiva la sua storia naturale, è oggi meglio compresa grazie agli studi epidemiologici condotti nell'ambito di nazioni a differente livello di benessere e quindi con diverse condizioni socio-economiche.

Helicobacter pylori - Epidemiologia : Contatti familiari

- Cluster familiari di infezione da H. pylori
- I bambini diffondono l'infezione in famiglia
- Fratelli e genitori sono più frequentemente infettati

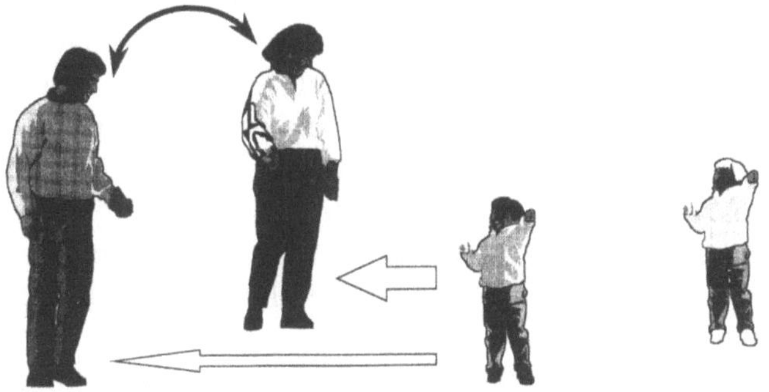

Fig. 6. Schema delle vie di trasmissione intrafamiliare dell'infezione da *Helicobacter pylori*

Estremamente interessanti sono gli studi condotti in quelle nazioni ove si è realizzato negli ultimi decenni un netto miglioramento delle condizioni di vita, in genere coincidente con una trasformazione dell'economia da agricolo-artigianale ad industriale avanzata. È questo il caso della Corea del Sud ove il progressivo ma rapido miglioramento delle condizioni socioeconomiche ha provocato una drastica riduzione della frequenza dell'infezione fra le classi d'età più giovani. Anche in questo paese si è assistito ad un allineamento al trend epidemiologico rilevabile nei paesi industrializzati, caratterizzato da una correlazione inversa della prevalenza dell'infezione con lo stato socio-economico. Anche se buona parte dei coreani adulti è infettata, i figli degli appartenenti alle classi sociali medio-alte si infettano con una incidenza drasticamente inferiore e ciò suggerisce che è possibile interrompere il pattern dell'infezione (Fig. 7).

Abbiamo accennato al fatto che la densità e l'affollamento ambientale sono importanti fattori di rischio e ciò è stato confermato da studi condotti su popolazioni economicamente omogenee, nell'ambito di gruppi istituzionalizzati come i pazienti dei manicomi ed i carcerati o addirittura fra i marinai dislocati nei sottomarini della flotta americana. Quanto detto suggerisce in modo evidente la possibilità di una trasmissione diretta dell'infezione da persona a persona, ma come questo avvenga non è ancora perfettamente chiarito.

La utilizzazione di acqua inquinata e di vegetali coltivati con fertilizzanti biologici di derivazione umana si è dimostrata come una chiara fonte di diffusione dell'infezione nei paesi sottosviluppati.

La maggior parte degli studi suggerisce che la modalità di trasmissione prevalente è quella fecale-orale, almeno nei paesi del terzo mondo, mentre nei paesi ad economia più avanzata è verosimile che la trasmissione oro-orale, o meglio quella gastro-orale, sia quella prevalente. Il batterio può raggiungere la cavità orale grazie al reflusso o al rigurgito di materiale proveniente dallo stomaco.

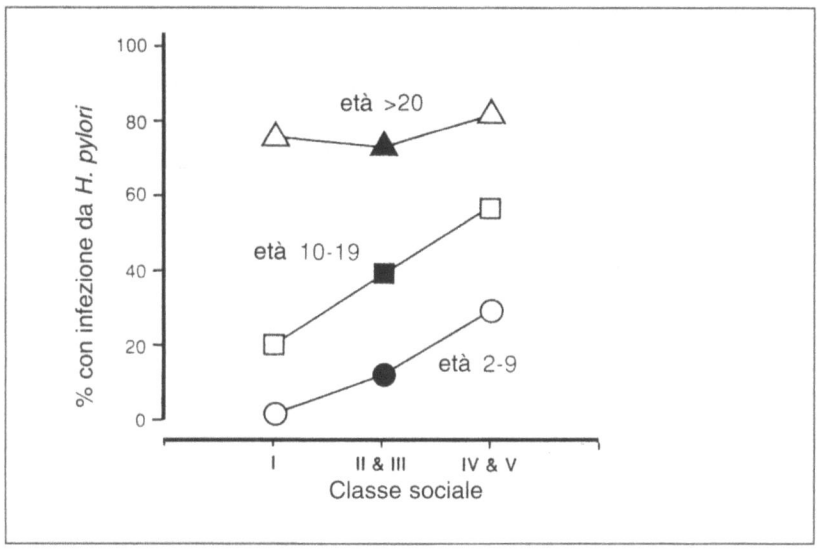

Fig. 7. Prevalenza dell'infezione da *Helicobacter pylori* in Corea del Sud. Anche in questo paese l'infezione risulta ora correlata all'età e inversamente correlata al livello socio-economico, risultando maggiore nelle classi IV e V (meno agiate). Riprodotta da: Malaty HM, Kim JG et al (1996) Am J Epidemiol 143:257-262

    Si era pensato allora che i dentisti potessero essere a rischio, ma gli studi condotti su tale categoria professionale non hanno fornito utili indicazioni e d'altro canto studi condotti presso istituzioni sanitarie che si occupano di infertilità hanno dimostrato che l'infezione non è trasmissibile con il bacio o comunque mediante pratiche sessuali. È comunque dimostrato che i bambini mediante il vomito, mettendo in bocca oggetti inquinati con lo stesso e le madri, premasticando il cibo o utilizzando le medesime posate dei figli, possono contribuire alla diffusione dell'infezione nell'ambito familiare. A conferma di ciò si è visto che sia i gastroenterologi-endoscopisti sia il personale infermieristico sono più frequentemente infettati rispetto alla popolazione generale.
    È stato anche dimostrato che nelle famiglie ove siano presenti

bambini piccoli l'infezione è più frequente ed in genere è sostenuta dal medesimo ceppo batterico, suggerendo che la presenza dei piccoli possa rappresentare un fattore di facilitazione o un vettore necessario alla trasmissione dell'infezione. Una ulteriore prova a favore della trasmissione gastro-orale è fornita dalla dimostrazione della possibilità di trasmettere l'infezione per via iatrogenica mediante strumenti endoscopici o sonde introdotti nello stomaco, insufficientemente sterilizzati e successivamente riutilizzati.

Il fatto che la via di trasmissione non sia definitivamente individuata non esclude che entrambe siano possibili e che, a seconda del livello di attenzione verso le misure igienico-sanitarie, possa essere prevalente ora l'una ora l'altra (Fig. 8). La migliore profilassi, in attesa di efficaci vaccini, rimane sempre la applicazione scrupolosa dei criteri minimi di igiene, oltre che una corretta informazione sull'argomento.

Helicobacter pylori e fisiologia gastroduodenale

Il basso pH del contenuto dello stomaco fa sì che la maggior parte dei microrganismi ingeriti venga rapidamente eliminata. In genere in un soggetto sano sono sufficienti circa 15 minuti per rendere inattivi i batteri presenti entro lo stomaco, quando il suo pH è inferiore a 3. Quando il pH dell'ambiente gastrico si innalza sopra 4 gli organismi in esso presenti riescono a sopravvivere.

La regolazione dell'ambiente acido entro lo stomaco è un fenomeno molto complesso al quale contribuiscono differenti sistemi. La prima fase (cefalica) è sotto il controllo del vago ed induce la stimolazione dei recettori colinergici e la liberazione di istamina dalle cellule enterocromaffini presenti entro lo stomaco. La fase successiva (gastrica) è indotta dalla liberazione della gastrina antrale ed è modulata dall'increzione della somatostatina. La terza fase (intestinale) si correla all'ingresso del cibo entro l'intestino.

Insieme all'acido cloridrico, nello stomaco, vengono prodotte grandi quantità di muco che aderendo alla superficie epiteliale proteggono quest'ultima dall'aggressione dell'acido. La mucina è una sostanza polimerica, fortemente idrofilica, che gelifica e che

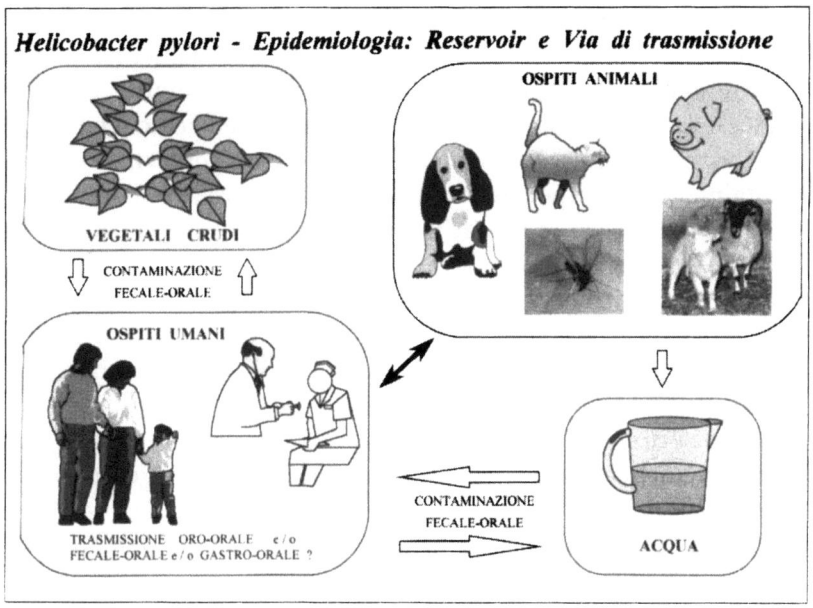

Fig. 8. Possibili fonti di trasmissione e reservoir naturali dell'infezione da *Helicobacter pylori*

funziona come un lubrificante, bloccando i microorganismi e le tossine, favorendo inoltre il contatto fra gli ioni bicarbonato e l'acido presente nel lume gastrico, e facendo in modo che sulla superficie epiteliale vi sia costantemente un ambiente vicino alla neutralità. L'*Helicobacter pylori* si annida entro il muco e subito al di sotto di esso, a stretto contatto con la superficie dell'epitelio.

Considerate le condizioni ambientali sfavorevoli del lume gastrico, così spiccatamente acido e quindi costantemente sottoposto ad un'azione sterilizzante, sembra quasi impossibile che il batterio possa riuscire a colonizzare la mucosa e questa visione delle cose ha per molti anni fatto escludere tale possibilità. Il batterio è invece perfettamente organizzato per sopravvivere in quest'ambiente così ostile. Una volta penetrato entro lo stomaco, l'*Helicobacter* utilizza la sua spiccata capacità motoria per approfondarsi nel muco e penetrare negli strati più vicini all'epitelio sottostante. La produzione di ammonio mediante la scissione dell'urea, grazie al suo enzima principale (ureasi), risulta essere fondamentale per la sua sopravvivenza in questa fase iniziale dell'infezione. Il batterio risulta così protetto dall'azione sterilizzante dell'acido, che viene neutralizzato dall'urea. Tale meccanismo è stato confermato sperimentalmente e l'importanza della attività ureasica è stata dimostrata dal fatto che i ceppi che ne sono privi non sono capaci di colonizzare la mucosa gastrica.

Inoltre sembra che il batterio sia anche in grado di produrre delle sostanze in grado di inibire o quanto meno ridurre drasticamente la secrezione acida, meccanismo già ampiamente dimostrato per altre infezioni gastrointestinali.

In linea di massima il batterio non è considerato invasivo, ma esso può anche essere rinvenuto entro le cellule, suggerendo che una localizzazione intracellulare possa servire ad eludere le difese immunitarie dell'ospite e ad evitare gli effetti topici della terapia con antibiotici.

Una volta raggiunto l'epitelio gastrico e le cripte, il batterio aderisce intimamente e selettivamente alle cellule muco-secernenti dello stomaco. Tale fenomeno è mediato da adesine complesse che sono strettamente tessuto ed organo-specifiche. La adesione alle cellule comporta una serie di alterazioni del citoscheletro cellulare, con la comparsa di pedicelli simili a quelli evidenziati nei ceppi enteropatogeni di *Escherichia coli*. Il sito preferenziale di adesione è rappresentato dalle giunzioni intercellulari (Fig. 9). Sebbene l'Hp sia stato rinvenuto in ogni parte dello stomaco, esso si localizza con maggiore frequenza nell'area antrale e con minore frequenza nella zona del corpo-fondo. Inoltre è stato individuato in aree eterotopiche di epitelio gastrico, come nell'esofago di Barrett gastrico, nella metaplasia gastrica del duodeno ed anche in isole eterotopiche di mucosa gastrica presenti nell'intestino.

Fattori di virulenza

Molte infezioni batteriche sono ricollegabili ad un determinato fattore di virulenza, ma la loro estrinsecazione è nettamente in-

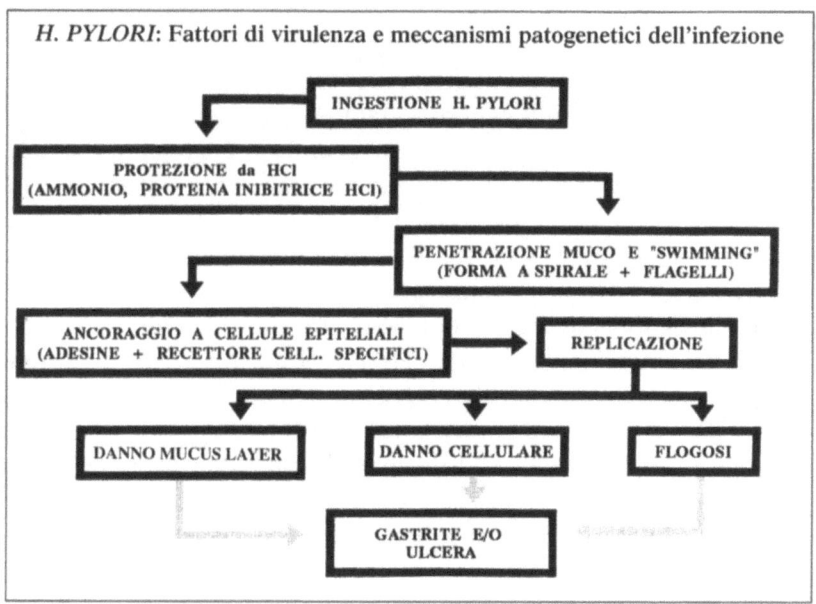

Fig. 9. Lo schema riassume i fattori di virulenza e i vari meccanismi patogenetici che determinano il danno delle cellule gastriche e la gastrite dopo infezione con *Helicobacter pylori*

fluenzata dalla risposta immunitaria dell'ospite, da pregressi contatti con il microrganismo o con la sua tossina. Una accanita e approfondita ricerca è stata condotta per riuscire ad individuare fattori di virulenza specifici per l'infezione da *H. pylori*.

I principali candidati a svolgere tale ruolo sono la tossina vacuolizzante, VacA, ed una proteina a funzione sostanzialmente ignota, chiamata CagA, che successivamente è stata identificata come facente parte di un'isola di patogenicità.

Le osservazioni iniziali avevano sottolineato il fatto che la maggior parte dei soggetti con ulcera duodenale era infettata con ceppi batterici CagA positivi. Questa medesima associazione è stata rilevata anche nel caso di soggetti con gastrite cronica atrofica e con cancro gastrico, anche se quest'ultima associazione veniva vista con un certo scetticismo dato che il cancro dello stomaco e l'ulcera duodenale sono considerate, per i meccanismi patogenetici che le provocano, due patologie che si escludono vicendevolmente. Inoltre, molto recentemente, la associazione fra la presenza della proteina CagA con il cancro è stata pesantemente messa in discussione dall'osservazione che in Islanda e Portogallo, nazioni nelle quali è molto elevata l'incidenza del carcinoma gastrico, vi è una bassa percentuale di ceppi batterici CagA positivi. Poiché la frequenza del cancro gastrico è in flessione, mentre non sembra esserlo quella dei ceppi CagA positivi, si può intuitivamente dedurre che le due condizioni non sono fra loro correlate.

L'*Helicobacter pylori* è un batterio Gram-negativo ed è nota l'importanza che riveste l'endotossina (lipopolisaccaride o LPS) sull'andamento dell'infezione. Questa endotossina ha una attività biologica molto bassa nell'infezione da Hp e questo rende conto della lunga capacità di sopravvivenza del batterio. La LPS ed i suoi polimeri sono anche nettamente meno tossici rispetto alle equivalenti tossine prodotte da altri batteri gram-negativi.

Il batterio inoltre è anche capace di eludere le difese immunitarie dell'ospite. La localizzazione del batterio sulla superficie luminale delle cellule epiteliali gastriche ed in aree a bassa tensione di ossigeno ed a basso pH, cosi come in aree difficilmente accessibili alle difese dell'organismo, quali le ghiandole gastriche ed i canalicoli delle cellule parietali, può giustificare la capacità di adattamento e di sopravvivenza del batterio. Anche la presenza di superossido-dismutasi e catalasi aiuta il batterio a difendersi dalla attività fagocitaria e questo è confermato dal riscontro che i ceppi mutanti privi dell'enzima non sono in grado di sopravvivere, suggerendo il fatto che questo enzima svolge un ruolo cruciale nella vita del batterio.

Una volta che abbia attraversato lo strato di muco, il batterio si localizza alla superficie del versante luminale dello stomaco dando luogo ad una vigorosa risposta infiammatoria che si concretizza in un danno tessutale e nel riscontro istologico di una gastrite acuta e cronica. L'infezione è quasi esclusivamente di tipo superficiale, ma l'aderenza e l'interferenza con il metabolismo cellulare si traduce rapidamente in un processo flogistico. L'interazione fra il batterio e la mucosa provoca il rilascio di citochine proinfiammatorie quali la interleukina 8 (IL-8) la quale determina il richiamo di elementi polimorfonucleati, dando inizio al processo infiammatorio. A loro volta le cellule epiteliali gastriche producono molecole di II classe che inducono la produzione di altre citochine, incrementando così la flogosi. Nella mucosa gastrica sono quindi reperibili numerose cellule infiammatorie, in particolare plasmacellule e neutrofili. Elevati livelli di TNF-alfa, di interleuchine 8IL-6 e 10) e di leucotrieni (B4) vengono rilevati nell'epitelio.

Alla flogosi fanno seguito alcune modificazioni funzionali dello stomaco, dipendenti dalle aree dello stesso che risultano coinvolte. Quando la **flogosi** si localizza prevalentemente **in antro** viene ad alterarsi il meccanismo di regolazione della secrezione acida stimolata dalla gastrina e modulato dalla somatostatina (Fig. 10), con abnorme e conseguente **aumento dell'acidità gastrica**, e produzione di gastrina soprattutto nella fase postprandiale.

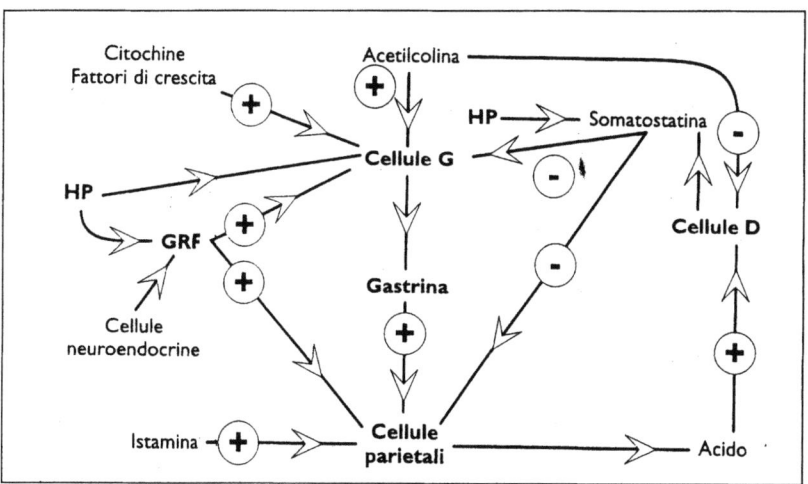

Fig. 10. Effetti dell'*H. pylori* su gastrina e secrezione acida. L'infezione sembra determinare un'alterazione del sistema di regolazione della secrezione di gastrina; l'ipotesi più accreditata è che l'attività ureasica del batterio, mediante la produzione di ammonio, elevi il pH gastrico, stimolando le cellule G e il Gastrin Releasing Factor (GRF), con aumento della produzione di gastrina, e contemporaneamente inibisca le cellule D secernenti somatostatina

Quando la **flogosi** è estesa **al corpo**, si avrà una inibizione delle cellule parietali e quindi una **riduzione dell'acidità gastrica**. Quando il processo flogistico continua nel tempo (cronicizzazione) si andrà incontro ad una progressiva riduzione della quota ghiandolare secernente ed all'atrofia gastrica.

Quanto appena descritto è ricollegabile ad un effetto provocato dalla flogosi e non ad un'azione diretta esercitata dal batterio.

È stato anche dimostrato che alla eradicazione del batterio fa seguito un progressivo ritorno alla normalità dei parametri endocrino-secretori alterati.

Abbiamo già accennato al fatto che la flogosi localizzata al corpo provoca una riduzione della secrezione, mediata dalle citochine e questa condizione permette al batterio di insediarsi nel suo habitat naturale e di indurre sia un ulteriore peggioramento del processo flogistico sia una ancora più marcata riduzione della capacità secretoria gastrica (Fig. 11).

Nel tempo il processo può estendersi a tutte le porzioni dello stomaco e provocare una progressiva e severa perdita della quota ghiandolare con l'insorgenza di una atrofia gastrica e/o la trasformazione in senso meta-displastico dell'epitelio, che in alcuni casi può successivamente andare incontro ad una evoluzione in senso neoplastico.

Quanto appena detto non ci spiega perché in alcuni soggetti l'infezione evolva verso l'atrofia ed in altri verso la gastrite dell'antro e quindi verso l'ulcera duodenale.

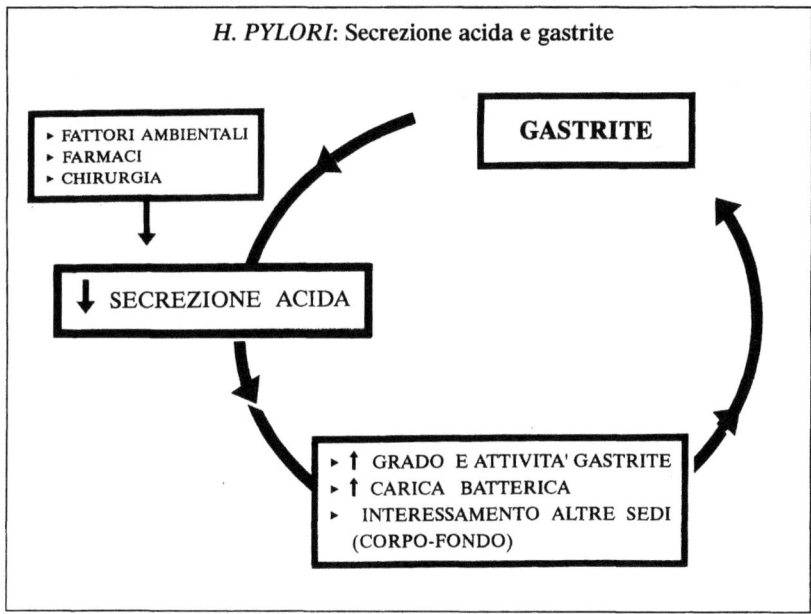

Fig. 11. Rapporti tra secrezione acida e gastrite: col protrarsi dell'infezione, l'aumento della carica batterica e della severità della gastrite da una parte e l'estensione prossimale della colonizzazione batterica dall'altra, determinano progressivamente una riduzione della capacità secretiva dello stomaco

La spiegazione più verosimile è da ricercare ancora una volta nella condizione socio-economica ed ambientale in cui il soggetto vive nella prima infanzia. La malnutrizione, la carenza vitaminica, una dieta povera di frutta e vegetali freschi (Vitamina C), malattie intercorrenti provocano la riduzione della capacità secretoria del soggetto e, se questi è infettato con l'Hp, la diffusione a tutto lo stomaco del processo flogistico e la progressione nel tempo del rischio di sviluppare una neoplasia. Invece i bambini infettati che appartengono alle classi sociali più abbienti e quindi hanno un tenore di vita ed igienico alimentare adeguato, vedranno limitare il processo infettivo all'antro con la possibilità di sviluppare un'ulcera duodenale.

Dunque la chiave di lettura più attuale della patogenesi delle patologie gastroduodenali risiede nel riconoscimento che la condizione in cui si trova la mucosa del corpo gastrico rappresenta il punto nodale in grado di determinare l'evoluzione delle diverse malattie (Fig. 12).

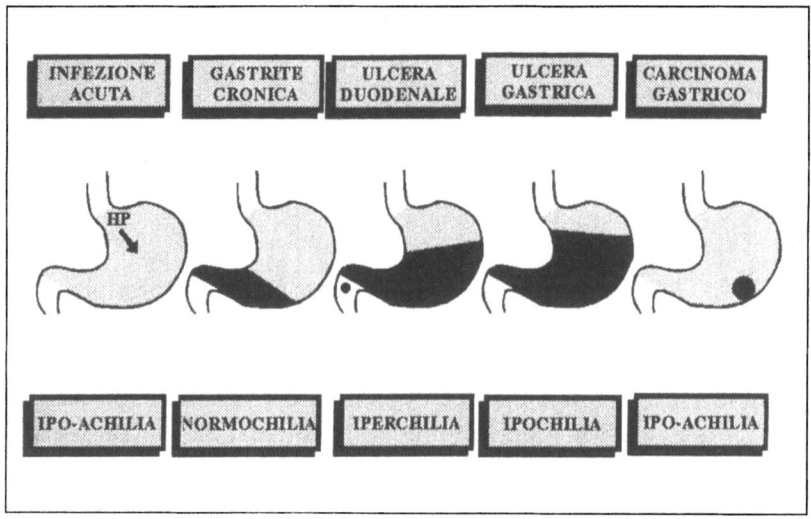

Fig. 12. Schema riassuntivo della patogenesi di varie patologie gastroduodenali in rapporto all'entità dell'infezione e della secrezione acida gastrica

Helicobacter pylori e patologie associate

Circa il 50% della popolazione mondiale è infettata con l'*Helicobacter pylori* ed in tutti i soggetti l'infezione induce una gastrite; in una parte minoritaria dei pazienti la presenza del germe potrà associarsi a un'ulcera gastrica o duodenale, un adenocarcinoma gastrico o un linfoma gastrico (maltoma), con meccanismi solo in parte identificati.

Gastrite

Il ruolo patogenetico dell'*Helicobacter pylori* nella gastrite cronica aspecifica è ormai universalmente accettato, dato che esiste una precisa relazione di causa ed effetto fra l'infezione batterica ed i quadri morfologici di flogosi. Tale relazione è ormai confermata da molteplici prove a sostegno. Lo "scopritore" del batterio, Marshall e successivamente Morris, hanno personalmente dimostrato, dopo avere ingerito una sospensione del batterio, che una volta penetrato entro lo stomaco il germe induce una gastrite. Successivamente molte altre evidenze, epidemiologiche, istologiche e cliniche hanno confermato questa stretta correlazione e quindi è stato anche possibile estendere ad altre patologie gastroduodenali la patogenesi batterica delle lesioni.

L'infezione da Hp induce una serie di modificazioni istopatologiche a livello della mucosa gastrica sostanzialmente identificabili come acute, caratteristiche di una infezione recente, e croniche, conseguenti ad un processo datante un tempo più lungo. Inoltre la severità della gastrite può variare a seconda delle diverse regioni dello stesso, essendo in genere più severa nelle aree non secernenti, quali l'antro ed il cardias. La severità della flogosi dipende anche dalla carica batterica, dalla risposta immunitaria del soggetto e forse dal ceppo batterico.

La mucosa gastrica normale è essenzialmente priva di cellule infiammatorie, ma alla penetrazione del batterio nello stomaco, segue la comparsa di un marcato infiltrato infiammatorio costituito da polimorfonucleati (flogosi attiva) e da cellule monocitarie (flogosi cronica) che determinano il pattern caratteristico della gastrite cronica attiva. Le cellule epiteliali superficiali mostrano al microscopio ottico una marcata deplezione del contenuto mucoso ed irregolarità del profilo superficiale, mentre alla microscopia elettronica risultano evidenti i vacuoli degenerativi citoplasmatici e la rottura delle "tight junctions". In una fase più avanzata si possono osservare macrovacuoli, la rottura delle membrane cellulari e la comparsa di microerosioni. In una prima fase dell'infezione la quota ghiandolare è risparmiata ed erroneamente la presenza di un marcato infiltrato infiammatorio che dirada le ghiandole viene interpretato come una vera atrofia. In realtà solo in fasi molto avanzate della malattia e dopo diverso tempo si possono osservare in una parte dei pazienti la scomparsa delle ghiandole gastriche e la trasformazione in senso metaplastico dell'epitelio. La completa "intestinalizzazione" della mucosa coincide in genere con la scomparsa del batterio dalla stessa.

La scoperta dell'*Helicobacter pylori* e la sua fortissima ed indiscutibile correlazione con la gastrite hanno riproposto il problema del suo inquadramento. È nata così la classificazione di Sidney (Fig. 13) che tiene conto non solo della morfologia delle lesioni, ma anche dei differenti fattori etiologici e della distribuzione topografica. Le forme di gastrite sono soltanto tre (acuta, cronica e forme speciali), mentre viene valutata distintamente la condizione anatomopatologica del corpo da quella dell'antro, tenuto conto del differente ruolo che le due localizzazioni hanno nella storia naturale dell'ulcera duodenale, di quella gastrica e del cancro. La valutazione morfologica prende in considerazione cinque punti e cioè il grado di flogosi (infiltrato cellulare cronico), l'attività (polimorfonucleati), l'atrofia ghiandolare, la metaplasia e la densità batterica. La valutazione etiologica prevede il riconoscimento dell'Hp o di altri batteri, la presenza di autoanticorpi, una causa iatrogena e le forme speciali (TBC, Crohn).

La scoperta dell'*Helicobacter pylori* e del ruolo da esso svolto nella genesi della gastrite, ha permesso di ottenere un corpo straordinario di indicazioni sulla storia naturale della malattia.

La presenza del batterio entro la mucosa gastrica stimola un'attiva risposta immunitaria di vario genere che comporta la comparsa di un infiltrato flogistico rappresentato inizialmente da polimorfonucleati neutrofili (gastrite attiva), plasmacellule e linfociti. La persistenza dell'infezione, correlabile ad una situazione di equilibrio fra batterio e meccanismi immunologici dell'ospite, conduce invariabilmente ad un incremento dell'infiltrato cellulare caratteristico della flogosi cronica che tende progressivamente ad estendersi circondando gli elementi ghiandolari, aggrediti anche dagli enzimi proteolitici prodotti dai polimorfonucleati. Con il trascorrere del tempo la quota ghiandolare si andrà riducendo sempre di più giungendo nei casi estremi all'atrofia gastrica (1%-2%/anno). In circa un terzo dei casi è possibile reperire follicoli linfoidi forniti di centri germinativi ben sviluppati, che rappresentano la risposta immunitaria della mucosa mediante la produzione di linfociti B. In alcuni soggetti con il trascorrere del tempo l'infiltrato linfoide diviene prominente e si rendono evidenti i fol-

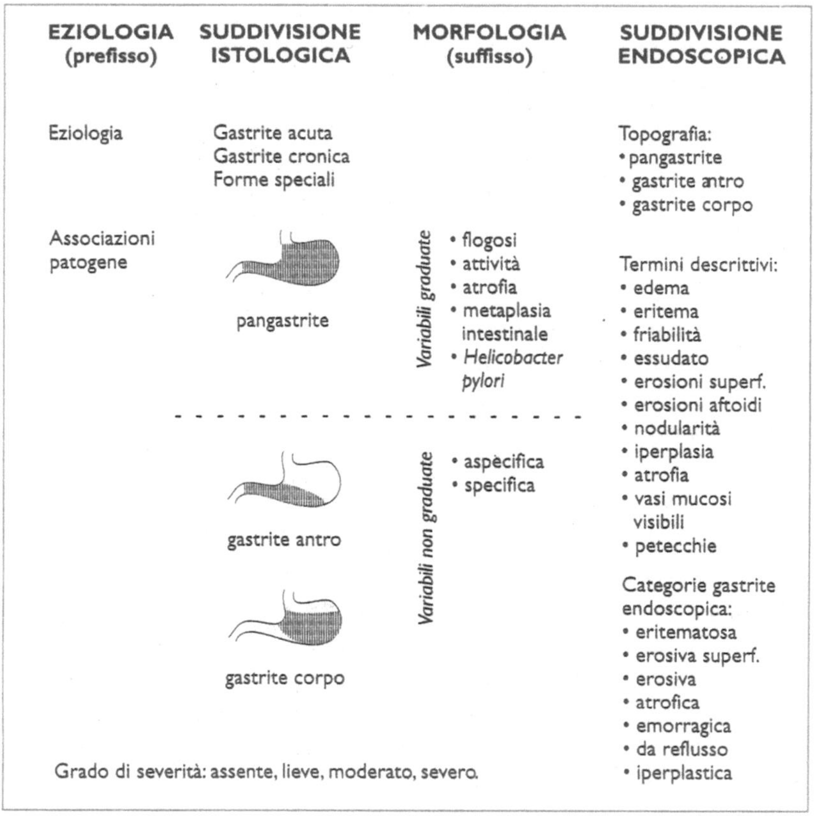

EZIOLOGIA (prefisso)	SUDDIVISIONE ISTOLOGICA	MORFOLOGIA (suffisso)		SUDDIVISIONE ENDOSCOPICA
Eziologia	Gastrite acuta Gastrite cronica Forme speciali			Topografia: • pangastrite • gastrite antro • gastrite corpo
Associazioni patogene	pangastrite	*Variabili graduate*	• flogosi • attività • atrofia • metaplasia intestinale • *Helicobacter pylori*	Termini descrittivi: • edema • eritema • friabilità • essudato • erosioni superf. • erosioni aftoidi • nodularità
	gastrite antro	*Variabili non graduate*	• aspècifica • specifica	• iperplasia • atrofia • vasi mucosi visibili • petecchie
	gastrite corpo			Categorie gastrite endoscopica: • eritematosa • erosiva superf. • erosiva • atrofica • emorragica • da reflusso • iperplastica
Grado di severità: assente, lieve, moderato, severo.				

Fig. 13. Classificazione di Sidney della gastrite. In seguito all'identificazione dell' *H. pylori* è stata formulata una nuova classificazione delle gastriti che tiene contemporaneamente conto dell'etiologia, della distribuzione topografica, della morfologia e dell'aspetto endoscopico

licoli linfatici (mucosa-associated lymphoid tissue o MALT). Sia la gastrite atrofica che il tessuto MALT sono potenziali precursori rispettivamente per il cancro ed il linfoma.

Gli effetti del trattamento eradicante sulla gastrite sono ben documentati da un netto miglioramento della stessa, reso evidente dalla scomparsa dell'infiltrato recente, della quota flogistica cronica, e con la *restitutio*, nei casi meno gravi, della quota ghiandolare.

Importante sembra essere il ruolo che la inibizione dell'acidità gastrica, farmacologicamente indotta, provoca sulla distribuzione e sulla severità della gastrite e dell'infezione. Numerosi studi hanno ormai chiarito che ad una riduzione della secrezione acida seguono sia un coinvolgimento di tutte le aree gastriche sia la comparsa di gastrite attiva ed in alcuni casi di una atrofia. Tali osservazioni hanno sollevato il problema della eradicazione profilattica nei soggetti Hp+, prima di iniziare un trattamento long-term con farmaci inibenti la secrezione acida come, per esempio, nella malattia da reflusso gastroesofageo (MRGE).

In conclusione, possiamo affermare che non c'è infezione da *Helicobacter pylori* senza gastrite e che quest'ultima rappresenta l'elemento indispensabile, il punto nodale dal quale iniziare qualsiasi discussione ed ipotesi relativa alle patologie più importanti del tratto digestivo superiore quali l'ulcera peptica e le neoplasie.

Dispepsia non-ulcerosa

Mentre è ormai universalmente accettata la correlazione etiopatogenetica fra gastrite cronica ed infezione da Hp, meno dirette ed evidenti sono le interrelazioni fra il batterio e la dispepsia non ulcerosa. Ciò è soltanto in parte dovuto al fatto che la definizione di dispepsia è tuttora assai controversa, mentre il problema principale è che la maggior parte dei soggetti infettati è assolutamente asintomatica.

L'associazione fra *H. pylori* e gastrite cronica antrale ed il significato che quest'ultima ha nella genesi dei sintomi dispeptici hanno indotto molti ricercatori a riconsiderare sotto questa nuova ottica il problema della dispepsia, dato che quest'ultima riveste un ruolo estremamente importante nella patologia dell'apparato digerente.

Per potere valutare il ruolo dell'Hp nella genesi della dispepsia è necessario rispondere a tre quesiti fondamentali:
- Stabilire se il batterio sia più frequente fra i soggetti dispeptici rispetto alla popolazione generale.
- Identificare se esistano sintomi specifici, caratterizzanti la dispepsia non ulcerosa nei soggetti Hp+.
- Vedere se l'eradicazione del germe si traduca in una risoluzione o un miglioramento dei sintomi dispeptici.

Gli studi di prevalenza non sono riusciti a dimostrare alcuna differenza tra i soggetti infettati dispeptici e la popolazione di controllo. Non emerge un profilo sintomatologico caratterizzante l'infezione da *Helicobacter pylori* e d'altronde è dimostrato che oltre il 50% dei soggetti asintomatici è portatore dell'infezione. Infine anche la terapia eradicante, in questa categoria di pazienti, ha dato risultati assolutamente contrastanti, il più spesso insoddisfacenti.

Recentemente sono stati pubblicati due studi, uno di McColl et al e l'altro di Blum et al, che pur superando i limiti dei trials precedenti, raggiungono conclusioni opposte. In entrambi gli studi i pazienti con dispepsia persistente e gastrite da Hp sono stati assegnati in modo random ad un trattamento di una o due settimane rispettivamente con omeprazolo più due antibiotici od omeprazolo da solo. I pazienti venivano rivalutati dopo un anno allo scopo di determinare se il germe fosse stato eradicato, se i sintomi fossero scomparsi e se la qualità di vita si fosse modificata. Mentre nello studio scozzese nel 21% dei pazienti eradicati si otteneva anche la scomparsa dei sintomi (Tab. 3), nello studio multinazionale di Blum non si osservavano sostanziali differenze tra i due gruppi e gli autori hanno concluso che l'infezione da Hp non ha un ruolo significativo nella dispepsia non ulcerosa (Tab. 4). Al di là delle differenze metodologiche, l'osservazione che in entrambi gli studi l'eradicazione non determina la scomparsa dei sintomi in più del 70% dei pazienti suggerisce che l'*Helicobacter pylori* non ha un ruolo fisiopatologico nella maggior parte dei casi di dispepsia non ulcerosa.

In conclusione, attualmente non sembra essere dimostrata una convincente correlazione fra la dispepsia non ulcerosa e la presenza dell'*Helicobacter pylori*; nonostante la mancanza di una chiara evidenza in tal senso, molti medici usano tuttavia trattare indiscriminatamente tali pazienti, spesso sollecitati da questi ultimi, nella speranza di ottenere finalmente un risultato terapeutico soddisfacente.

Tabella 3. Dispepsia e Hp: Risultati ad un anno dall'eradicazione [Modificata da McColl et al (1998)]

	Omeprazolo più antibiotici	Omeprazolo	p
Pazienti (n°)	154	154	--
Risoluzione dei sintomi (%)	21	7	< 0.001
"Glasgow Dispepsia Severity Score" (media ± SD)	5.4 ± 4.0	6.2 ± 3.6	0.07
"Quality of Life Score" (media ± SD)	566 ± 179	566 ± 175	0.6 1
H. pylori assente (%)	85	12	< 0.001

Tabella 4. Gastrite e Hp: Risultati ad un anno dall'eradicazione [Modificata da Blum et al (1998)]

	Omeprazolo più antibiotici	Omeprazolo	p
Pazienti (n°)	164	164	--
Analisi "Intention-to-treat" Successo della terapia (%)	27.4	20.7	0.17
Guarigione gastrite (%)	75.0	3.0	<0.001
Analisi "Per-protocol" Successo della terapia (%)	28.2	24.0	0.45
Guarigione gastrite (%)	82.0	3.4	<0.001

Ulcera duodenale

L'associazione fra l'ulcera e l'infezione da *Helicobacter pylori* è molto stretta. In molti studi quasi il 100% dei pazienti con ulcera duodenale è stato trovato positivo per il batterio ed in generale si ritiene che circa il 95% dei soggetti ulcerosi sia infettato. Nella percentuale rimanente la patogenesi è da riferire all'ingestione di farmaci lesivi come i FANS (farmaci anti-infiammatori non stereoidei) o a patologie rare come la sindrome di Zollinger-Ellison.

La indiscutibile correlazione fra il germe e l'ulcera duodenale e l'osservazione che eradicando l'infezione si cura la lesione, sono state sufficienti a dimostrare che l'*Helicobacter* è l'agente etiologico dell'ulcera. Più complicato e sostanzialmente ancora molto controverso è il riuscire a comprendere come un'infezione che interessi un viscere (lo stomaco) possa dare luogo ad una lesione in un'altra sede (il duodeno), differente dalla prima per morfologia e funzione.

Non vi è dubbio che lo stomaco sia la "causa" dell'ulcera duodenale: esso non solo alberga l'Hp, costituendo il serbatoio dal quale il batterio si propaga verso il duodeno, ma contemporaneamente produce l'acido cloridrico ed i due elementi rappresentano verosimilmente i principali fattori etiopatogenetici dell'ulcera duodenale.

Quanto sinora detto può aiutarci a comprendere quella che ancora oggi viene considerata l'ipotesi patogenetica più plausibile (Fig. 14).

La presenza dell'*Helicobacter pylori* a livello antrale provoca una duplice interferenza sulle cellule G gastrino-secernenti. L'intensa attività ureasica del batterio fa sì che si produca ammonio, il quale alcalinizzando l'antro bloccherebbe il normale feedback inibitorio, con conseguente innalzamento della produzione stimolata di acido. Anche i mediatori della flogosi possono direttamente o indirettamente aumentare la produzione di gastrina. La sintesi ed il rilascio della gastrina dalle cellule G è sotto il controllo inibitorio paracrino della somatostatina, che viene rilasciata dalle cellule D. I soggetti infettati con l'Hp hanno valori basali di

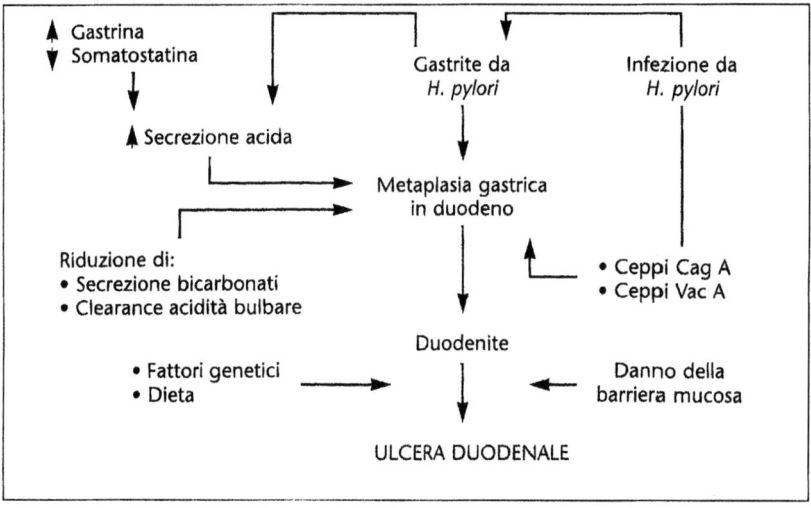

Fig. 14. Schema patogenetico dei rapporti tra infezione da *H. pylori* e ulcera duodenale (vedi testo)

gastrina aumentati e questo aumento è dovuto ad un incremento della G17, che ha origine principalmente nella mucosa antrale. L'eradicazione dell'infezione produce una completa risoluzione dell'ipergastrinemia. Invece la concentrazione antrale della somatostatina e la densità delle cellule D risultano entrambe ridotte nei pazienti con ulcera duodenale ed Hp positivi. Dopo l'eradicazione si ha un incremento delle cellule D e della concentrazione della somatostatina. Dunque sembrerebbe che i livelli aumentati della gastrina siano la conseguenza di una ridotta inibizione delle cellule G da parte della somatostatina.

Gli elementi cellulari della flogosi, in particolare i linfociti, possiedono recettori per i neurotrasmettitori e questo potrebbe indurre un'ipermotilità antrale. L'aumentata produzione di acido e l'accelerata peristalsi antrale favorirebbero il passaggio di un'abnorme quantità di acido entro il bulbo duodenale. A questo punto è ipotizzato che nel bulbo duodenale si crei un abbassamento del pH al di sotto del pK per gli acidi biliari, che verrebbero così rimossi non esercitando più un effetto inibitorio sulla crescita dell'*H. pylori*. Contemporaneamente si avrebbe una metaplasia gastrica in duodeno conseguente all'"overload" acido. In queste aree il batterio andrebbe ad annidarsi e sotto lo stimolo flogogeno si determinerebbe dapprima una duodenite e successivamente un'ulcera.

Pur se complessa, questa ipotesi etiopatogenetica ha trovato parziale riscontro in numerosi studi di fisiopatologia anche se alcuni passaggi sono ancora non adeguatamente comprovati.

L'associazione fra l'ulcera e il batterio è comunque molto forte e nonostante la teoria appena enunciata sia discutibile, essa offre comunque una plausibilità biologica.

L'argomento più convincente a favore del rapporto di causalità è senz'altro quello fornito dagli effetti della terapia. Rimane inspiegabile tuttora il cosiddetto "enigma africano": come mai nei paesi ad altissima frequenza dell'infezione l'ulcera duodenale è così poco frequente ? Più in generale ci si chiede anche perché alcuni soggetti sviluppino l'ulcera ed altri no. Anticorpi per il CagA e per la citotossina vacuolizzante sono più comuni tra i pazienti con ulcera duodenale che tra quelli senza ulcera anche se le differenze non sembrano essere assolutamente dirimenti. È probabile, allo stato attuale delle nostre conoscenze, che l'agente infettivo abbia probabilmente il ruolo principale, ma che esso abbia bisogno di altri fattori, in primo luogo l'acido, oltre a quelli ambientali e genetici, per potere esprimere tutto il suo potenziale patogenetico.

Ulcera gastrica

L'infezione da *Helicobacter pylori* è associata all'ulcera gastrica nel 60%-80% dei casi, mentre la parte rimanente è dovuta all'uso di FANS. In realtà la vera prevalenza potrebbe essere più elevata considerato che una certa quota di pazienti con gastrite da reflusso biliare o che assumono FANS sono anche positivi per l'*Helicobacter*. Un altro fattore di confondimento è rappresentato dalla frequente associazione della lesione ulcerosa con una gastrite atrofica o con aree di metaplasia intestinale, entrambe situazioni che riducono l'uniformità della colonizzazione. È probabile allora che molti studi realizzati utilizzando un campionamento bioptico insufficiente per numero e sedi abbiano fornito dei dati errati per difetto.

La lesione ulcerosa è quasi sempre situata nella zona di passaggio fra la mucosa sede di fenomeni flogistici e la mucosa normale. Ciò comporta che, con il progredire della gastrite cronica in senso craniale, si potranno repertare ulcere altosituate, in genere più frequenti e caratteristiche della terza età. Nella maggior parte dei casi l'ulcera gastrica è appannaggio della terza età e d'altro canto la prevalenza più elevata dell'infezione si osserva attorno ai 60 anni, età alla quale appartengono molti ulcerosi gastrici. È difficile allora dimostrare con assoluta sicurezza una associazione significativa ed una relazione causale fra la presenza del batterio e la localizzazione gastrica dell'ulcera.

Anche nel caso dell'ulcera gastrica la lesione è preceduta dall'insorgenza della gastrite ed anche quando l'ulcera guarisce, la gastrite persiste o addirittura peggiora.

Come già osservato per l'ulcera duodenale, anche nel caso dell'ulcera gastrica alla eradicazione fa seguito, nella maggior parte dei casi, la definitiva guarigione.

Le teorie etiopatogenetiche sull'insorgenza dell'ulcera gastrica attualmente indicano nell'alterazione del "mucus layer" e nelle modificazioni della idrofobicità della mucosa le cause principali. Tali alterazioni sarebbero indotte dal batterio sia direttamente sia mediante la flogosi da esso stimolata. È dimostrato che nei soggetti con ulcera gastrica la quantità di glicoproteine del muco, incorporate nella struttura di I tipo, è nettamente ridotta e tale riduzione sarebbe dovuta sia ad una perdita che ad una ridotta produzione delle stesse. La presenza dell'*Helicobacter* e degli enzimi da esso prodotti è in grado di provocare una profonda modificazione qualitativa delle componenti del muco che si traduce in una incapacità dello stesso a rallentare e neutralizzare la retrodiffusione idrogenionica. In un tempo più o meno breve si realizza la perdita di continuità del film mucoso, e nelle zone di epitelio prive di muco si determina la flogosi e possibilmente l'ulcera (Fig. 15). Esistono ormai molti dati che hanno dimostrato che i ceppi batterici di tipo I (CagA positivi) sono dotati di un maggiore potenziale ulcerogeno e ciò è supportato dai dati sperimentali sui topi nei quali sono state provocate erosioni ed ulcerazioni dopo somministrazione di VacA e CagA. Anche nell'uomo è stato osservato che la presenza di ceppi di tipo I provoca danni epiteliali più severi.

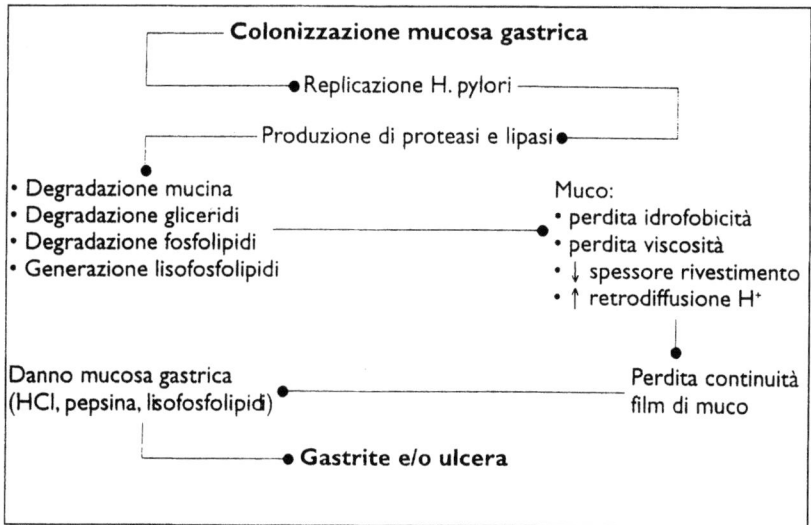

Fig. 15. Schema patogenetico dei rapporti tra infezione da *H. pylori* e ulcera gastrica (vedi testo)

Quanto detto sinora ci fornisce una ipotesi importante, ma non c'è alcun dubbio che nel determinismo di tale patologia entrino in gioco altri fattori quali la suscettibilità dell'ospite, la virulenza del ceppo, una predisposizione genetica ed altri fattori ambientali. Rimane comunque poco chiaro come dopo la fase di colonizzazione batterica, comune ad entrambi i tipi di lesione ulcerosa, si possa procedere verso una patologia anziché l'altra. Un'ipotesi recente ha indicato nella produzione locale di acido il fattore più importante nel determinismo della conformazione ecologica dello stomaco infettato con l'*Helicobacter*. Secondo tale teoria la produzione locale di acido determina la distribuzione e la severità della flogosi e l'andamento clinico dell'infezione. In alcune popolazioni sia per le infezioni intercorrenti sia per le scadenti condizioni igieniche e le carenze alimentari, molti individui, soprattutto giovani, hanno una produzione di acido inferiore alla soglia di inibizione dello sviluppo batterico e ciò fa si che l'*Helicobacter* virulenti sia nell'antro sia nel corpo, provocando una pangastrite. In alcuni soggetti, dopo alcuni anni, potrà svilupparsi un'ulcera gastrica, mentre in altri la gastrite evolverà lentamente esitando in una atrofia, perdita della componente ghiandolare e modificazioni morfologiche (meta-displasia). Questa condizione rappresenta la premessa per lo sviluppo di una neoplasia gastrica allorquando siano concomitanti altre condizioni.

Quando invece gli standards di igiene e nutrizionali sono molto alti, come avviene nei paesi ad elevato tenore di vita, la capacità secretoria gastrica è al di sopra del limite ipotizzato ed una volta che l'infezione si sia realizzata, il batterio si localizzerà prevalentemente nell'antro, area non secernente acido, dove rimarrà per tutta la vita, producendo un incremento della produzione dell'acido. In questi soggetti il batterio non virulenterà mai nella mucosa del corpo-fondo e costoro non andranno mai incontro ad un'ulcera gastrica o peggio ancora, al cancro, a meno che non si realizzi per vari motivi una marcata riduzione dell'acidità gastrica.

Il reflusso duodeno-gastrico potrebbe contribuire alla genesi dell'ulcera gastrica, considerato che nei pazienti con tale patologia tale evento è più frequente che nei controlli.

Un elemento che complica la comprensione della patogenesi dell'ulcera gastrica è rappresentato dal fatto che molte ulcere sono dovute all'uso di FANS. È ormai accertato che la stragrande maggioranza delle ulcere gastriche nei soggetti non infettati è provocata da farmaci gastrolesivi. Più complesso è il problema nei pazienti positivi per l'infezione da Hp che lamentano sintomi dispeptici mentre assumono FANS. Un punto critico è rappresentato dall'approccio terapeutico da attuare in tale situazione. Il primo quesito che ci si è posti è quello relativo alla frequenza dei due fattori di rischio. I dati della letteratura non indicano sostanziali differenze rispetto alla popolazione generale, considerato che in genere i soggetti più anziani hanno una frequenza di infezione più alta, ma sono anche i principali consumatori di FANS.

Il secondo quesito è quello relativo all'entità del danno gastrico nei soggetti infettati che prendono famaci gastrolesivi rispetto a quelli che li assumono, ma non sono infettati. Anche in questo caso non sembrano esservi sostanziali differenze fra i due gruppi. Il terzo quesito è quello relativo al fatto che i pazienti con Hp assumendo i FANS possano avere un rischio maggiore di sviluppare un'ulcera. I dati della letteratura sono estremamente contrastanti anche se molto recentemente è stato dimostrato che l'infezione da Hp ha un effetto protettivo. Secondo questi dati la presenza dell'infezione da Hp non solo previene l'insorgenza delle lesioni da FANS, ma sembra ridurre anche il numero di recidive. In ogni caso l'eradicazione del batterio non accelera la cicatrizzazione e non evita la recidiva se il soggetto continua il trattamento con i FANS.

Cancro gastrico

La associazione fra la gastrite cronica ed il cancro gastrico è stata riconosciuta da molto tempo e tale collegamento è stato ulteriormente confermato dopo la identificazione del batterio.

Il cancro gastrico è sicuramente in declino sia in Europa che negli Stati Uniti da 50 anni a questa parte, ciononostante rimane la seconda causa di morte per neoplasia e negli USA il rischio di sviluppare tale neoplasia nel corso della vita è compreso fra l'1% ed il 3%.

Nel 1994 la World Health Organization's Agency for Research on Cancer ha stabilito che l'*Helicobacter pylori* è un carcinogeno di I classe e tale affermazione è stata basata soprattutto su rilievi di ordine epidemiologico (Fig. 16).

Il cancro gastrico insorge più frequentemente fra gli appartenenti alle classi sociali meno abbienti anche se la sua prevalenza varia ampiamente a seconda delle differenti aree geografiche.

La frequenza della neoplasia va di pari passo con quella dell'infezione da Hp ed entrambe sono coesistenti con la presenza della lesione prodromica cioè con la gastrite cronica atrofica.

L'evidenza epidemiologica più forte deriva dalla marcata correlazione epidemiologica fra infezione ed insorgenza di neoplasia nel senso che gli studi condotti mediante la sierologia hanno dimostrato che i soggetti con adenocarcinoma gastrico sono più frequentemente infettati con il germe rispetto alla popolazione di controllo. La sierologia è una tecnica molto appropriata perché permette di documentare un'infezione avvenuta anche molti anni prima, al contrario dell'istologia che, soprattutto nell'adenocarcinoma, può risultare negativa. Diversi studi condotti sia in Europa, che negli Stati Uniti, Cina, Giappone e Sud America hanno tutti confermato la correlazione fra pregressa infezione e sviluppo della neoplasia (Fig. 17).

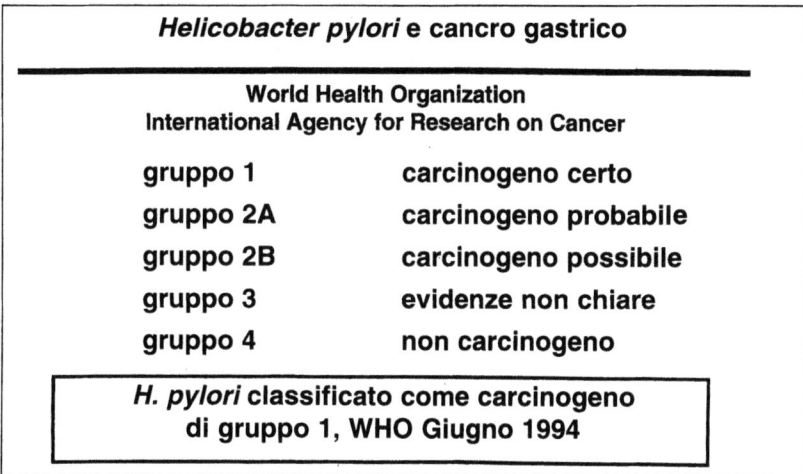

Fig. 16. L'infezione da *H. pylori* come carcinogeno; secondo l'Organizzazione Mondiale della Sanità (WHO), dal giugno 1994, il batterio è classificato come carcinogeno di gruppo 1 (cioè, come carcinogeno certo). La figura riporta anche la classificazione dei carcinogeni secondo la WHO nei gruppi 2A, 2B, 3 e 4

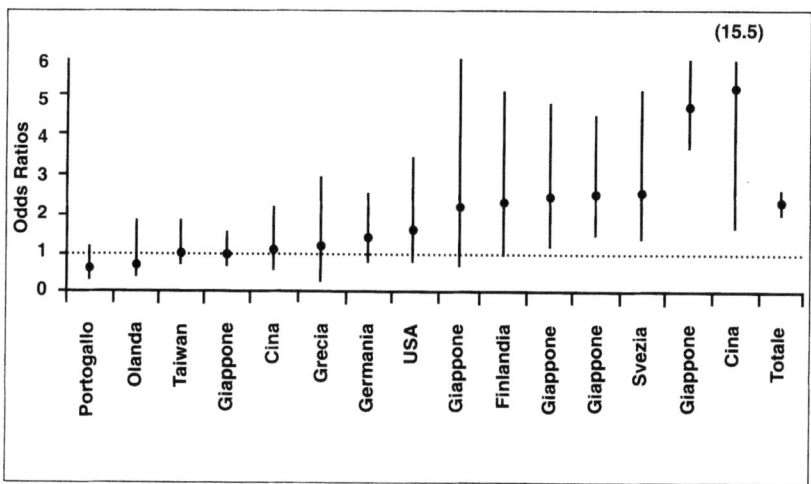

Fig. 17. Meta-analisi tra rischio di cancro gastrico e infezione da *H. pylori* [Riprodotta da: Huang H et al (1996) Meta-analysis of the relationship between *Helicobacter pylori* seropositivity and gastric cancer. Gastroenterology 114:1169-1179]

Anche gli studi prospettici hanno confermato il significativo collegamento fra le due condizioni, dimostrando che il tempo intercorrente fra la diagnosi di infezione e lo sviluppo del tumore è compreso fra i 6 ed i 14 anni con una odds ratio oscillante fra 2.2 e 6.0. In Europa (studio EUROGAST) il rischio di sviluppare un tumore gastrico fra i soggetti infettati è di circa 6 volte superiore a quello dei soggetti sani.

Nonostante i dati sinora proposti dobbiamo comunque ricordare che meno dell'1% dei soggetti Hp positivi svilupperà una neoplasia e sino ad ora non abbiamo alcuna evidenza che l'eradicazione del batterio si traduca in una riduzione del rischio di cancro gastrico. Inoltre non tutti gli studi supportano la relazione causale fra l'infezione da Hp e lo sviluppo del cancro. Uno studio recente condotto in Corea non ha dimostrato alcuna correlazione fra l'infezione da *Helicobacter* e la frequenza, la localizzazione ed il tipo istologico del tumore. È allora evidente che altri fattori sono determinanti nella genesi del tumore gastrico, siano essi genetici o ambientali e che la presenza del batterio non rappresenta un rischio "diretto" di sviluppare la neoplasia, ma un fattore permissivo che, iniziando il processo di trasformazione istologica conseguente alla flogosi (gastrite), dopo diversi anni potrà fare in modo che altri carcinogeni possano determinare il viraggio in senso neoplastico.

Dunque non c'è un singolo meccanismo per lo sviluppo del cancro dopo l'infezione ed il tumore ha una genesi multifattoriale. L'attuale modello patogenetico parte quindi dalla gastrite acuta: la lesione iniziale dopo l'infezione progredirà in alcuni verso la gastrite atrofica multifocale (Multifocal Atrophic Gastritis-MAG). Successivamente, in alcuni soggetti, alla atrofia farà seguito lo sviluppo di una metaplasia intestinale progressivamente ingravescente sino alla displasia, che rappresenta una condizione di allarme, potendo, infine, evolvere verso un carcinoma invasivo. A questo irreversibile passaggio contribuiscono verosimilmente un alterato turnover cellulare e la presenza di radicali liberi (Fig.18).

L'estensione della metaplasia intestinale e la sua rapidità di acquisizione sembrano essere fattori di rischio cruciali per il cancro, rischio incrementato da altri fattori quali il fumo di sigarette o l'elevato consumo di sale con la dieta o dal ridotto consumo di frutta fresca e vegetali con la dieta.

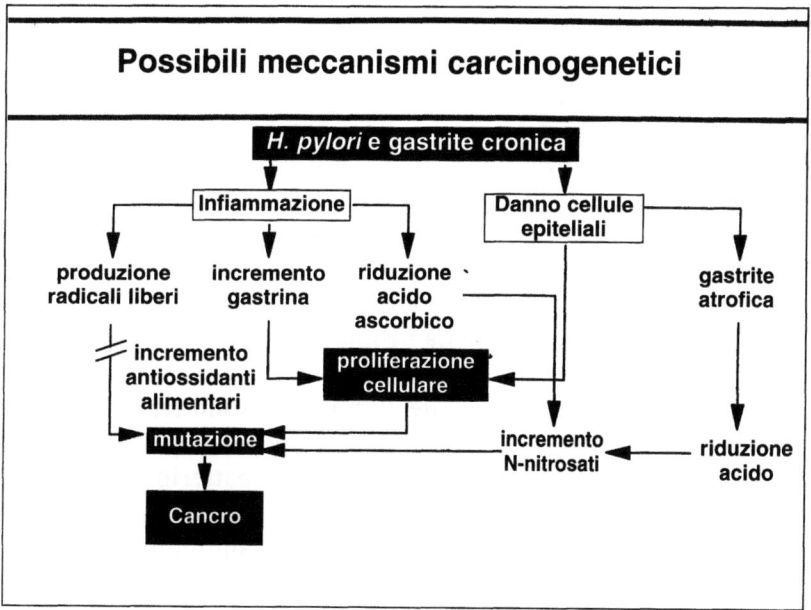

Fig. 18. Schema patogenetico dei possibili meccanismi di carcinogenesi legata all'infezione da *H. pylori* (vedi testo). Verosimilmente si tratta di un modello multifattoriale, che vede la gastrite acuta come lesione iniziale, la metaplasia come tappa intermedia ed infine la displasia come precursore dello sviluppo delal neoplasia. [Riprodotta da: Blaser M et al (1994) Parasitism by the "Slow" *Helicobacter pylori* leads to altered gastric homeostasis and neoplasia. J Clin Invest 94:4-8]

Linfoma MALT

Mentre il tubo digerente contribuisce notevolmente alla immunità umorale anche mediante la presenza del cosiddetto " Mucosal Associated Lymphoid Tissue (MALT), lo stomaco in condizioni di normalità ne è completamente sprovvisto. L'infezione con l'*Helicobacter pylori* e la successiva cronica colonizzazione comportano la infiltrazione della lamina propria e dello strato epiteliale con granulociti neutrofili e quindi la comparsa di linfociti che si organizzano in follicoli linfoidi situati nella porzione sottoepiteliale dello stomaco. Questa condizione rappresenta di fatto il quadro della gastrite superficiale attiva. A volte è possibile che si realizzi un cospicuo infiltrato subepiteliale da parte dei T-linfociti, che conferiscono alla mucosa un aspetto tipicamente nodulare, noto come gastrite linfocitica. I linfociti presenti sono principalmente B-linfociti che rappresentano la base cellulare per lo sviluppo dei linfomi gastrici, che istologicamente ricordano i MALT. Questa rassomiglianza e la comparsa di tessuto linfoide entro lo stomaco in presenza di una infezione da Hp, hanno fatto pensare ad una possibile correlazione etiologica (Fig. 19). Questa è stata successivamente confermata dagli studi epidemiologici e, contrariamente all'adenocarcinoma, dalla possibilità di regressione, nella maggior parte dei casi, della neoplasia, dopo l'eradicazione del batterio.

Per la completa scomparsa del linfoma possono essere necessari da 6 a 12 mesi ed è dimostrato che la neoplasia può recidivare se il paziente viene nuovamente infettato dal batterio. L'approccio ai pazienti con linfoma MALT va realizzato dimostrando con assoluta certezza la localizzazione gastrica, curando l'infezione con una terapia eradicante adeguata ed infine attuando uno stretto follow up endoscopico, bioptico e clinico del soggetto (Tab.5).

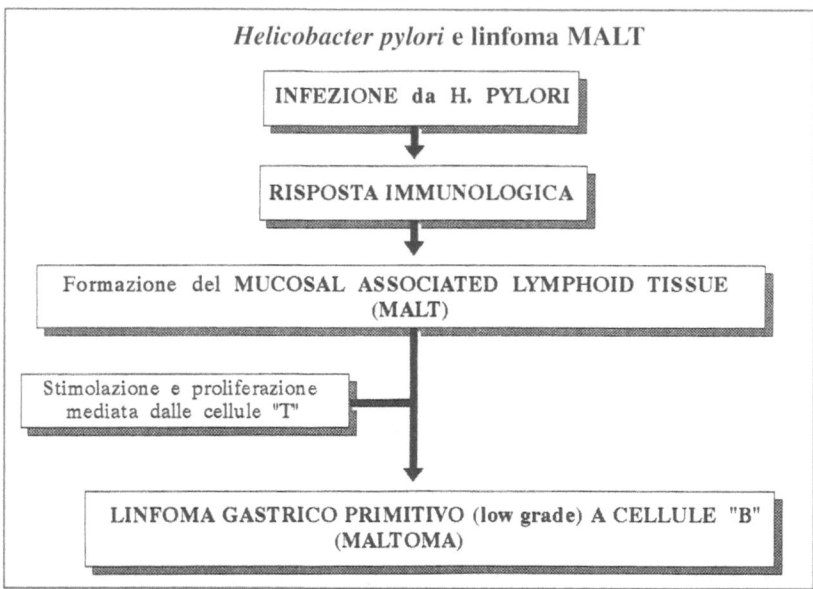

Fig. 19. Schema patogenetico dei rapporti tra infezione da *H. pylori* e sviluppo di linfoma MALT (vedi testo)

Tabella 5. Tasso di remissione completa di linfoma MALT "low grade" dopo eradicazione

Studio	n	Completa remissione %
Stolte, 1992	10	60
Wotherspoon, 1993	6	83.3
Dragosics, 1995	10	60
Fischbach, 1995	10	80
Savio, 1995	14	92.8
Roggero, 1995	37	59.4
Bayerdorffer, 1996	84	79.7
TOTALE	171	74.3

Esofagite da reflusso

Hp e patogenesi della MRGE

Numerosi studi (Tab. 6) hanno dimostrato che la prevalenza dell'infezione da Hp in soggetti con esofagite da reflusso non è diversa, o semmai è inferiore, a quella osservata in soggetti normali; tali osservazioni sono state interpretate come una dimostrazione di un effetto protettivo dell'Hp nei confronti della patologia da reflusso.

L'ipotesi che l'Hp svolga un ruolo protettivo storicamente si deve a Labenz e coll, i quali osservarono che in due gruppi di pazienti con ulcera duodenale perfettamente cicatrizzata, nei 244 soggetti efficacemente eradicati dall'infezione da Hp si presentava, nei 3 anni successivi un'esofagite da reflusso nel 25.8% dei casi, mentre nei 216 che non era stato possibile eradicare l'incidenza era del 12.9% ($p < 0.001$) (Fig. 20).

Tali dati, sia pure contrastati da studi successivi, sono stati replicati da una casistica italiana molto vasta: a 4 anni dalla eradicazione, il 44% dei 447 pazienti consecutivi con ulcera duodenale cicatrizzata presentava ex novo un'esofagite o sintomi tipici di MRGE (i tassi a 12, 24 e 36 mesi erano rispettivamente del 19%, del 28% e del 37%).

A questo punto, è necessario chiarire due punti:
a) l'infezione da Hp non esercita alcun effetto sulla competenza della barriera gastro-esofagea antireflusso;
b) l'infezione da Hp ha un ruolo fisiopatologico in quanto, in determinate condizioni, essa rappresenta un antisecretivo biologico.

In altre parole, l'unico legame che associa l'infezione gastrica da Hp e la MRGE è costituito dall'effetto sulla secrezione acida ga-

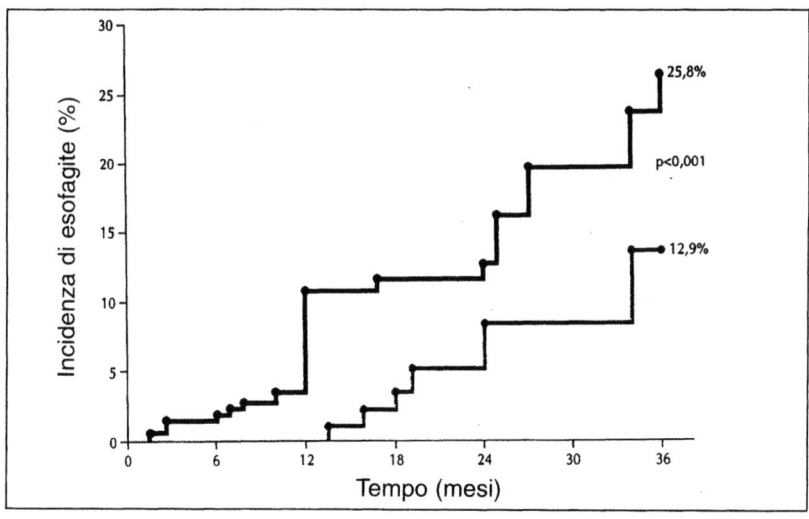

Fig. 20. Analisi "life-table": incidenza di esofagite da reflusso in pazienti con ulcera duodenale eradicati (n = 244) o con infezione da *H. pylori* persistente (n = 216). [Riprodotta da Labenz J et al (1997) Gastroenterology 112:1442-1447]

Tabella 6. Prevalenza dell'infezione da *H. pylori* nelle MRGE - meta analisi della letteratura (studi pubblicati fino a Aprile 1998)

Pazienti con MRGE (n)	Hp positivi n (%)
2112	851 (40.3)

Controlli (n)	Hp positivi n (%)
2010	1009 (50.2)

strica. Tale effetto è mediato dalla estensione della gastrite e dalla virulenza, intesa come presenza del gene Cag A, del ceppo di Hp; l'estensione dell'infezione dall'antro al corpo, infatti, determina una importante riduzione della secrezione acida, reversibile con l'eradicazione dell'Hp. Dal suo canto, l'infezione con ceppi particolarmente virulenti di Hp, si associa ad un maggiore livello di infiammazione gastrica e di densità batterica nella mucosa, fattori che determinano una maggiore riduzione dell'acidità.

In effetti, un recente studio effettuato dal gruppo di Richter su 153 pazienti con MRGE complicata e non e 57 controlli, ha confermato che l'infezione da Hp Cag A+ risulta in un apparente effetto protettivo sulla MRGE: in particolare la severità della MRGE era inversamente correlata alla prevalenza dei soggetti Cag A positivi (Fig. 21).

Si può pertanto ragionevolmente paragonare l'infezione da Hp che coinvolga il corpo gastrico, e in particolare se determinata da ceppi Cag A+, ad un "antisecretivo biologico".

Non va peraltro dimenticato che l'Hp genera notevoli quantità di ammoniaca, sostanza che possiede un elevata costante di dissociazione (pK), pari a 9,1: in condizioni di pH non acido, come quelle vigenti a livello esofageo o durante terapia con inibitori della pompa protonica, tale sostanza possiede un elevato effetto neutralizzante l'acido. La eradicazione dell'Hp comporta pertanto il venire meno di un meccanismo protettivo diretto.

Esistono infine delle evidenze epidemiologiche, sebbene indirette, sulla natura del rapporto inverso tra presenza di infezione da *Helicobacter pylori* e prevalenza della MRGE. Infatti, è abbastanza noto che la prevalenza della patologia peptica e quella del cancro gastrico si sono costantemente ridotte lungo tutto il XX secolo, un periodo durante il quale la colonizzazione dell'Hp è andata riducendosi parallelamente, quanto meno nei paesi occidentali, come risultato di migliori condizioni igienico-alimentari e della diffusione (seconda metà del secolo) degli antibiotici.

Negli ultimi 50 anni, viceversa, la MRGE, la metaplasia di Barrett e l'adenocarcinoma dell'esofago hanno mostrato incrementi costanti: negli USA recenti dati indicano che tra il 15-20%

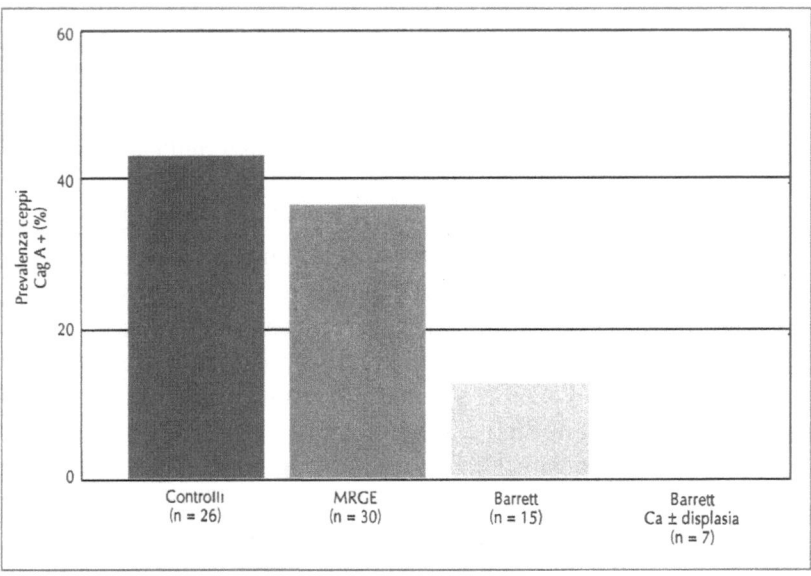

Fig. 21. Prevalenza di sieropositività per Cag A nelle 4 popolazioni in studio di soggetti con infezione da *H. pylori*. La prevalenza dei ceppi Cag A è inversamente correlata con il grado di severità della MRGE (p= 0.008). [Riprodotta da: Vicari J et al (1998) Gastroenterology 115:50-57]

degli americani soffre di pirosi, il 10% circa presenta una metaplasia di Barrett, cioè una chiara condizione pre-neoplastica, l'adenocarcinoma esofageo mostra incrementi quasi esponenziali della prevalenza (+ 500% negli ultimi 20 anni) e nel maschio ha superato per frequenza il carcinoma squamoso dell'esofago e l'adenocarcinoma gastrico.

Pertanto, c'è da chiedersi se i diversi trend temporali mostrati dai due gruppi di patologie siano causalmente correlati alla variazione in corso nella prevalenza dell'infezione da *Helicobacter pylori*. La risposta è verosimilmente affermativa, considerando non soltanto la variazione in sé dei diversi indicatori di frequenza di patologia, come ad esempio il tasso di ospedalizzazione (Fig. 22) ma anche la diversa distribuzione etnica delle patologie in questione: ad esempio, la MRGE è rara in soggetti di colore, nei quali al contrario la prevalenza del cancro gastrico è rimasta elevata mentre quella dell'adenocarcinoma esofageo rimane bassa. Inoltre, in quelle aree geografiche dove la prevalenza dell'infezione da *Helicobacter pylori* con ceppi Cag A + è alta, come in Cina e in Giappone, dove essa supera l'80%, l'incidenza di esofagite è assai bassa.

Riassumendo, ci sembra di potere dire che i rapporti patogenetici tra Hp e MRGE ad oggi provati sono essenzialmente quelli indiretti, legati all'ipocloridria indotta dalla gastrite del corpo; il rapporto dicotomico diretto, causale, tra ridotta prevalenza di infezione da *Helicobacter pylori* e aumento di esofagite, Barrett e adenocarcinoma dell'esofago è al momento attuale solo speculativo, anche se supportato da evidenze epidemiologiche crescenti.

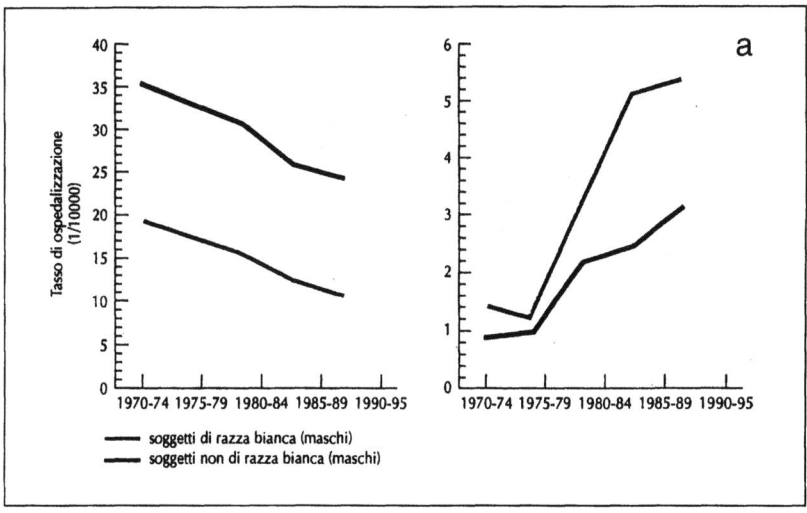
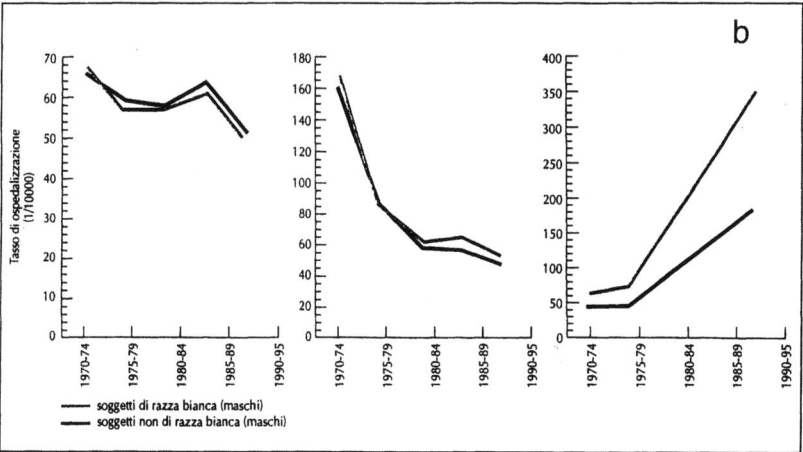

Fig. 22a-b. a Trend temporali di ospedalizzazione negli USA per cancro del corpo o dell'antro gastrico (a sinistra) e per adenocarcinoma esofageo o del cardias (a destra). **b** Trend temporali di ospedalizzazione negli USA per ulcera gastrica (a sinistra), ulcera duodenale (al centro) e MRGE (a destra). [Riprodotta da: El Serag HB et al (1998) Gut 43:327-333]

Interferenze tra terapia dell'infezione da H. pylori e della MRGE

In questo paragrafo desideriamo anticipare alcuni argomenti di terapia esaminando la possibilità che lo status Hp possa interferire con la terapia antisecretiva adoperata nel trattamento della MRGE.

L'inibizione marcata dell'acidità gastrica rappresenta la pietra miliare della terapia dell'esofagite da reflusso, in particolare nei casi di severità grave-moderata; alcuni studi recenti hanno dimostrato, da una parte che l'omeprazolo produce una maggiore riduzione dell'acidità gastrica in soggetti con infezione da Hp rispetto ai non infetti, e dall'altra che il farmaco diventa meno efficace dopo l'eradicazione del batterio.

Tale effetto di riduzione di efficacia del farmaco dopo eradicazione persiste a distanza di un anno, ed è stato osservato anche in pazienti trattati con antisecretivi meno potenti, come la ranitidina, anche se in questo caso è meno pronunciato, apparendo quindi legato all'efficacia antisecretiva del trattamento. Non è chiaro, al momento attuale, quanto tale effetto sia terapeuticamente importante; poiché il tasso di guarigione dell'esofagite acuta è linearmente correlato alla riduzione della esposizione esofagea all'acido, e poiché questa è direttamente proporzionale alla efficacia antisecretiva del trattamento, è verosimile che la riduzione di efficacia antisecretiva osservata dopo eradicazione possa rappresentare una limitazione terapeutica importante. Questa ipotesi, tuttavia, non è stata testata da studi clinici ad hoc. Peraltro, nella pratica clinica, tale fattore potrebbe risultare ininfluente: ad esempio, uno studio condotto su 103 pazienti con esofagite da reflusso di grado 1-2, randomizzati ad una terapia di mantenimento con lansoprazolo 15 o 30 mg al dì per 12 mesi, ha dimostrato che i pazienti Hp positivi mostravano identici tassi di recidiva rispetto ai non infetti.

Il secondo problema è se e quanto la terapia di mantenimento prescritta per l'esofagite possa peggiorare la gastrite indotta dall'infezione da Hp. Se infatti è già noto da tempo che una efficace terapia antisecretiva, come quella ottenibile con l'uso di PPI, determina un peggioramento della gastrite, nel senso di un incremento dello score di severità ma anche di una sua estensione (dall'antrite verso la pangastrite), un recente studio olandese ha documentato che soggetti Hp + con esofagite erosivo-ulcerativa, in terapia cronica con omeprazolo al dosaggio di 20 o 40 mg/die, dopo una media di 5 anni di osservazione sviluppavano nel 30% dei casi (18/59) una gastrite atrofica, rispetto al 4% (2/46) dei non infetti (p< 0.001) e allo 0% dei soggetti trattati con fundoplicatio (p < 0.001) (Fig. 23).

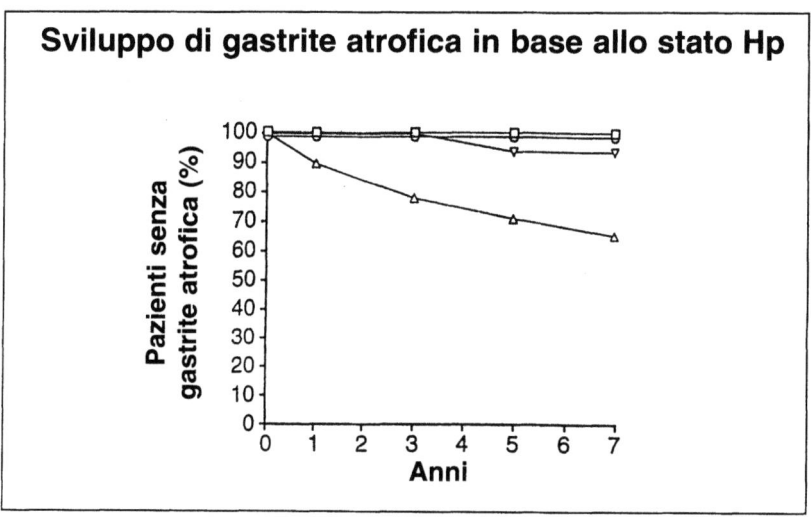

Fig. 23. Sviluppo di gastrite atrofica in base allo stato Hp in pazienti con esofagite trattati con fundoplicatio sec. Nissen (*H. pylori* negativi = □;
H. pylori positivi = ○) o con omeprazolo (*H. pylori* negativi = ▽;
H. pylori positivi = △).
[Riprodotta da: Kuipers E et al (1996) Atrophic gastritis and *Helicobacter pylori* infection in patients with reflux esophagitis treated with omeprazole or fundoplication. N Engl J Med 334:1018-1022]

Questa ricerca è stata fortemente criticata per l'inadegatezza del gruppo di controllo e per altre pecche metodologiche, e al momento attuale non vi è reale evidenza, come affermato anche da un Advisory Committee della FDA americana, che una terapia di lungo periodo con antisecretivi possa aumentare il rischio di gastrite atrofica o di atrofia. Di conseguenza, a nostro avviso, non esiste al momento nessun ragionevole motivo per sottoporre a terapia eradicante, in vista di una terapia di mantenimento, un paziente Hp + portatore di MRGE ; tale parere è condiviso anche da altri autorevoli ricercatori.

Per dovere di completezza va comunque segnalato il dato recentemente pubblicato che l'infezione da *Helicobacter pylori*, in soggetti sottoposti a terapia di lungo periodo con lansoprazolo, costituisce un importante fattore per la progressione della gastrite fundica e lo sviluppo di iperplasia delle cellule argirofile gastriche.

In conclusione, i dati in nostro possesso fino a questo momento indicano che l'eradicazione dell'Hp, al di là delle considerazioni patogenetiche sopra esposte, in soggetti con esofagite che richiedono un trattamento prolungato con PPI, può rappresentare un fattore terapeuticamente sfavorevole, poiché riduce l'efficacia di tale trattamento. Non è provato d'altro canto che la persistenza dell'infezione possa realmente peggiorare sino all'atrofia la condizione di gastrite pre-esistente. Alla luce invece dei possibili effetti protettivi dell'infezione su patologie preneoplastiche o neoplastiche dell'esofago, e dell'incremento esponenziale delle resistenze agli antibiotici dei batteri umani in generale e dell'Hp in particolare (vedi oltre), consigliamo cautela nella politica di eradicazione, riservandola ai casi per i quali esiste consenso pieno (ulcera duodenale o gastrica attiva o cicatrizzata, MALToma "low grade").

Diagnosi

Il collegamento etiopatogenetico con importanti e frequenti patologie ha stimolato la ricerca di metodiche diagnostiche sempre più affidabili per la ricerca dell'*Helicobacter pylori*.

Si è soliti distinguerle in "invasive" e "non invasive" a seconda che per la loro realizzazione si renda necessaria o meno la esecuzione dell'indagine endoscopica (Fig. 24).

Test invasivi

Istologia

L'infezione da Hp si accompagna invariabilmente a un processo flogistico della mucosa (gastrite), caratterizzato da un infiltrato cellulare acuto e cronico e dalla presenza dei batteri nelle cripte ed alle giunzioni intercellulari. Ciò spiega perché tale metodica rappresenta il "gold standard" diagnostico: essa permette contemporaneamente di individuare il batterio e di valutare il danno istologico da esso prodotto.

Sono state utilizzate diverse tecniche di colorazione, alcune atte ad individuare il germe, altre a valutare la morfologia della mucosa, ma sostanzialmente i più utilizzati sono l'ematossilina-eosina, il Giemsa ed il Genta, la cui sensibilità è del 90%, mentre solo gli ultimi due hanno una specificità accettabile. La specificità dell'istologia può essere incrementata utilizzando la immunoistochimica con anticorpi monoclonali (C26). Per valutazioni più approfondite ed a scopo di ricerca si utilizza la microscopia elettronica.

Test invasivi	Test non invasivi

• Endoscopici:
  Istologia
  Test all'ureasi
  Coltura
  Citologia
  PCR
  Anticorpi monoclonali
	• Urea breath test
	• Dosaggio anticorpi specifici
	  (siero, saliva, urine)
	• Dosaggio pepsinogeni sierici
	• PCR (placca dentaria, saliva, feci)

Fig. 24. Test invasivi e non invasivi nella diagnosi di infezione da *H. pylori*

La limitazione principale dell'istologia è rappresentata dalla localizzazione della biopsia, dal numero dei prelievi (almeno 2) e dall'esperienza e dall'interesse del patologo. Dato che il batterio ha quasi sempre una distribuzione irregolare è necessario eseguire i prelievi anche sulla piccola e sulla grande curvatura.

Test all'ureasi

L'*Helicobacter* produce grandi quantità di ureasi, enzima che scinde l'urea in CO_2 ed ammonio e questa caratteristica viene sfruttata allorché il frustolo di tessuto prelevato dallo stomaco viene posto in un medium contenente urea; l'ammonio prodottosi grazie all'ureasi batterica provoca l'elevazione del pH che a sua volta viene resa evidente da un indicatore colorimetrico. Il test risulterà positivo se il colore del medium vira dal giallo ocra al rosa ciclamino. La sensibilità e la specificità di questi test è rispettivamente del 90% e 95% e vi sono differenze minime tra i diversi test in commercio. L'affidabilità del test è ulteriormente migliorata ponendo più prelievi nello stesso pozzetto. Tutti i test sono molto economici e facilmente reperibili ovunque e soprattutto permettono di avere il risultato in un breve lasso di tempo dalla esecuzione della endoscopia e quindi di prescrivere la terapia più adeguata.

Il test è fortemente influenzato dalla carica batterica e qualsiasi condizione che ne riduca la densità può produrre un falso negativo: l'uso recente di antibiotici, bismuto e inibitori della pompa protonica è tra le cause più frequenti di errore.

Esame colturale

Sarebbe logico pensare che la coltura del batterio rappresenti il gold standard diagnostico, ma sia il trasporto del batterio al laboratorio sia la coltura sono sufficientemente indaginosi per limitarne attualmente l'impiego ai casi che non rispondano alle terapie convenzionali. Il successo dell'esame colturale non supera l'80% dei casi con una specificità del 100% ed una sensibilità del 95%. Considerato il rapido incremento di ceppi resistenti al metronidazolo ed alla claritromicina, è lecito pensare che la determinazione dei patterns di sensibilità ai vari antibiotici potrà divenire tra qualche tempo una pratica abituale.

Test non invasivi

Diversi tests non invasivi sono stati realizzati in anni recenti, allo scopo di attuare indagini anche molto consistenti numericamente senza dovere fare ricorso all'indagine endoscopica.

Sierologia

La misurazione nel siero degli anticorpi IgG fornisce un dato attendibile sulla pregressa o attuale infezione da *Helicobacter*. Considerato che l'infezione in genere dura per tutta la vita, il riscontro di una positività dei test sierologici denota una infezione attiva. Invece dato che il titolo anticorpale rimane elevato per molto tempo dopo la avvenuta eradicazione, un test positivo non può fornire una valutazione attendibile dell'avvenuta guarigione.

I comuni test di laboratorio utilizzano il metodo ELISA e sono altamente sensibili e specifici, raggiungendo valori vicini al 95%. Meno affidabili sono i cosiddetti test rapidi ("in the office") che utilizzano sangue intero: le loro sensibilità e specificità sono inferiori a quelle offerte dai test sierologici eseguiti in laboratorio ed inoltre forniscono solo un dato qualitativo e non quantitativo. Trattare i pazienti con una terapia eradicante dopo avere eseguito soltanto il test rapido "in office" è quanto meno imprudente e valutare il successo terapeutico utilizzando il medesimo test è indubbiamente azzardato.

Dunque la limitazione principale dei tests sierologici è la loro intrinseca (dosaggio degli anticorpi) incapacità a distinguere fra una infezione attuale ed una pregressa.

Test sulle feci

L'isolamento dell'*Helicobacter pylori* dalle feci ed il riscontro degli antigeni nello stesso medium hanno indotto i ricercatori ad elaborare un nuovo test non invasivo che utilizza anticorpi policlonali verso l'*Helicobacter* adsorbiti su micropozzetti. Uno studio policentrico europeo ha dimostrato recentemente che questo test ha una sensibilità del 94% ed una specificità del 92%. Il target principale di tale test potrebbe essere rappresentato dalla prima infanzia.

Urea Breath Test (UBT)

Questo test non invasivo rappresenta oggi l'indagine di riferimento, sia per porre la diagnosi di infezione sia nel follow-up dei pazienti trattati.

Il test si fonda sulla nota capacità del batterio di scindere l'urea in CO_2 ed ammonio. Somministrando ai pazienti urea marcata si ottiene la produzione di CO_2 marcata che viene esalata con il respiro e quindi dosata.

Per marcare l'urea oggi si utilizza il C_{13}, isotopo stabile e non radioattivo che può essere utilizzato anche nelle donne gravide e nei bambini, e ripetuto più volte.

L'urea marcata viene ingerita insieme con un succo d'arancia e dopo 30 minuti il respiro esalato viene raccolto in apposite provette ed il suo contenuto in CO_2 marcata verrà successivamente dosato mediante uno spettrofotometro di massa. Il confronto con i dati ottenuti da un campione "basale" del respiro dello stesso soggetto permetterà di conoscere la variazione percentuale ed in conclusione se vi sia l'infezione (Fig. 25).

Il test ha elevata sensibilità (95%) e specificità (95-100%), è molto semplice da realizzare, innocuo per i pazienti e con un costo accettabile. Naturalmente il test non fornisce informazioni sullo stato della mucosa, ma diversamente dagli altri test fornisce un dato che analizza "globalmente" la popolazione batterica presente entro lo stomaco. Queste caratteristiche fanno sì che questo test possa oggi essere considerato come il metodo migliore per valutare una infezione attiva. Anche nel caso dell'UBT è necessario attendere almeno 4 settimane prima di ripetere l'indagine, quando sia stata utilizzata una terapia eradicante e comunque molecole capaci di provocare una clearance batterica, allo scopo di evitare i falsi negativi.

Quando e chi sottoporre ad un test diagnostico per la ricerca dell'Hp ?

Il riscontro di una infezione in atto dovrebbe presupporre la utilizzazione di un trattamento eradicante. Infatti non è semplice, una vol-

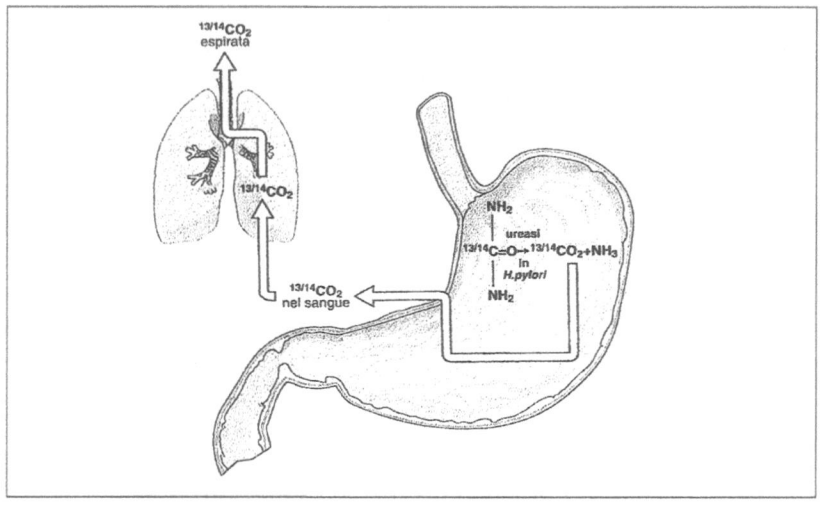

Fig. 25. Principio su cui si basa il breath test per l'*H. pylori* (vedi testo)

ta dimostrata l'infezione, convincere un paziente a non sottoporsi ad una terapia efficace. Pochi accettano con equilibrio tale situazione e la maggior parte delle persone vuole eliminare al più presto l'infezione. D'altro canto sappiamo che l'infezione è estremamente frequente e che nella maggior parte della popolazione infettata non produrrà alcun effetto dannoso, mentre la terapia può comportare alcuni problemi, non sempre è efficace e potrebbe contribuire allo sviluppo di una resistenza batterica. Che fare allora?

L'indicazione primaria alla esecuzione di un test è rappresentata da un lato dalla necessità di identificare il batterio per dare una risposta ad un problema clinico e dall'altro dalla necessità di prevenire una malattia come l'ulcera o le neoplasie. In linea di massima sono i sintomi dispeptici a guidare verso l'approccio diagnostico, soprattutto quando insistenti e refrattari ai trattamenti abituali, ma anche una storia di ulcera peptica oppure una familiarità per cancro gastrico possono indurre ad attuare uno screening.

I pazienti con sintomi dispeptici senza una diagnosi confermata costituiscono un grosso problema sia per la consistenza della popolazione interessata, sia per la variabilità e sovrapponibilità dei sintomi. Nel 1996 il Practice Parameters Committee dell'American College of Gastroenterology ha pubblicato le linee guida relative all'approccio ai pazienti dispeptici. Secondo queste indicazioni sono possibili tre opzioni. La prima prevede un trattamento empirico per quattro settimane con farmaci procinetici. La seconda opzione prevede l'esecuzione immediata di una endoscopia e la terza suggerisce di eseguire immediatamente un test non invasivo per l'*Helicobacter*. Qualora il trattamento empirico con procinetici non fosse efficace, si può passare alla terapia con farmaci antisecretori, anche se diverse patologie potrebbero non avvantaggiarsi dallo stesso, prima fra tutte la malattia da reflusso gastroesofageo. Viceversa è meglio analizzare attentamente la storia clinica, valutare se esistano segni e sintomi allarmanti (anemia, dimagrimento, anoressia, sanguinamento, presenza di masse addominali o una radiologia sospetta) e quindi eseguire un'indagine endoscopica oltre agli esami di laboratorio più utili. Nella maggior parte dei casi è possibile escludere, in base ai sintomi, la presenza di una patologia da reflusso e trattarla eventualmente in modo empirico.

L'ampia possibilità di scelta in ambito diagnostico ha spesso provocato confusione riguardo a quale test usare ed a quando farlo. Bisogna avere ben chiaro che cosa fare nel caso che, eseguito il test, quest'ultimo risulti positivo. Personalmente siamo dell'opinione che il test non andrebbe eseguito se, una volta accertata la positività per l'infezione, non si intenda poi procedere all'eradicazione.

L'indagine endoscopica andrebbe riservata ai pazienti con complicanze dell'ulcera, in presenza di sintomi di allarme ed in presenza di pazienti di età superiore ai 45 anni. Data l'elevata sensibilità e specificità, l'UBT dovrebbe essere utilizzato come test di primo livello. Se l'UBT dovesse risultare negativo, l'esecuzione di una EGDS sarebbe utile per la esecuzione delle biopsie e per l'esclusione di patologie severe. Nessuna utilità ha in questa fase l'esecuzione dell'esame colturale, da riservare invece ai casi di fallimento della terapia eradicante. Anche nel caso di risultati sierologici dubbi o contrastanti, l'esecuzione dell'UBT è appropriata. Sensibilità e specificità dei diversi tests sono riportate nella Tabella 7.

Anche se è divenuto ormai preminente l'aspetto "amministrativo-economico" nella gestione dei pazienti e la tendenza è quella di ridurre i costi di gestione della sanità, reputiamo personalmente che un'indagine endoscopica, oltre a rassicurare il paziente, ad aiutare a porre la diagnosi, permette anche di effettuare i test invasivi e quindi di attuare a ragion veduta il trattamento antibatterico. Questa strategia avrà effetti benefici sul 15-25% dei soggetti Hp positivi che hanno un'ulcera o che la svilupperanno in futuro, così come sul 20 % dei pazienti con dispepsia non ulcerosa e potrà anche ridurre il rischio di cancro gastrico. Anche in termini di farmaco economia, considerati i costi accettabili di una EGDS, è preferibile porre una diagnosi corretta piuttosto che somministrare "in cieco" farmaci dotati di una potenziale pericolosità, costosi e forse in molti casi non necessari.

Tabella 7. Sensibilità , Specificità, Valore predittivo positivo (VPP) e negativo (VPN) delle principali metodiche di laboratorio per la diagnosi di infezione da *H. pylori*

Metodica di laboratorio	Sensibilità (%)	Specificità (%)	VPP	VPN
ESAME ISTOLOGICO				
Individuazione HP	93-100	91-100	99	95
Antro	96	98.8	99.2	95
Antro + Corpo	98.4	98.8	99.2	97.8
Flogosi Acuta	86.7	93.7	96.2	79.5
Flogosi Cronica	100	66.3	84.4	100
TEST RAPIDO UREASI	62-100	67-100	100	84.1
ESAME COLTURALE	70-92	94-100	1 00	97.7
ESAME CITOLOGICO	88-92	93-96	97.5	84.3
BREATH TEST	92-96	89-100	97	100
TEST SIEROLOGICI	91-100	81-95	100	97.7
PCR	96.7	100	–	–
PEPSINOGENI SIERICI (A e C)	72	57	–	–
ANTICORPI ANTI-HP SALIVARI	76-89	62-77	–	–

Terapia

L'infezione da *Helicobacter pylori* non è facile da curare e l'esperienza, soprattutto gli insuccessi, ci hanno insegnato che il trattamento va realizzato utilizzando diversi farmaci.

Molteplici sono stati i protocolli terapeutici utilizzati, molto semplici o molto articolati, ma tutti ci hanno fatto capire che qualsiasi variazione introdotta (posologia, durata, tipo di molecola) era in grado di determinare insuccessi clamorosi. Certo è che sappiamo ancora poco del perché certe terapie falliscano ed inoltre dobbiamo fare i conti sempre più spesso con una crescente frequenza delle resistenze batteriche: una scadente informazione, molta perplessità e supponenza, voglie sperimentalistiche, hanno creato questo problema. Anche le sollecitazioni non sempre corrette del tipo "l'unico *Helicobacter* buono è quello morto" hanno spinto ad una vera e propria caccia al germe, che se da un lato sta provocando conseguenze sempre più gravi (crescente insuccesso terapeutico), dall'altro ha sollevato l'interrogativo che alcuni fra noi cominciano a porsi : "è proprio necessario eliminarlo in ogni caso ? ". Una cosa è certa e cioè che una volta deciso di attuare un trattamento eradicante, bisognerà utilizzare, così come è, un regime che abbia fornito ottimi risultati su popolazioni molto ampie, rinunziando alla tentazione di apportare "il tocco" personale. Per tale motivo alcune "consensus conference" hanno cercato di fornire le linee guida riguardanti sia le patologie da trattare che i protocolli da utilizzare.

Il criterio generale è che di fatto non esiste una terapia specifica per le diverse patologie ricollegabili all'infezione, ma che l'unico target è rappresentato dall'eliminazione del batterio. Se questo è di fatto indicativo della nostra ignoranza sui differenti meccanismi patogenetici coinvolti nelle diverse malattie, ha comunque il pregio di semplificare molto le cose.

Dunque, una volta individuato il batterio, l'obiettivo prioritario è l'eradicazione, ma non c'è dubbio che tale scelta vada realizzata ponderatamente in relazione alla patologia da trattare ed al dato clinico.

Per tale motivo in base a valutazioni derivanti dalla letteratura e dall'esperienza personale, sono stati proposti dei criteri generali che individuano le patologie per le quali sia fortemente raccomandato, possibile o improbabile utilizzare un trattamento eradicante (Fig. 26).

Terapia eradicante: Indicazioni	
DEFINITE	*Fortemente raccomandata*
➤ *Ulcera peptica*	➤ *Ulcera peptica / UP sanguinante*
➤ *Linfoma MALT*	➤ *Linfoma MALT a basso grado*
➤ *Familiarità per cancro gastrico*	➤ *Gastrite con severe alterazioni*
➤ *Displasia gastrica*	➤ *Dopo gastroresezione per K gastrico*
	Possibile
	➤ *Dispepsia funzionale*
POSSIBILI	➤ *Familiarità per K gastrico*
➤ *Dispepsia funzionale resistente a terapia convenzionale*	➤ *Terapia long-term con PPI per MRGE*
	➤ *Terapia con FANS*
➤ *Gastrite ipertrofica*	➤ *Dopo gastroresezione per UP*
➤ *Terapia long-term con farmaci antisecretori*	➤ *Volontà del paziente*
	Incerta
➤ *Terapia long-term con FANS*	➤ *Prevenzione del K gastrico*
➤ *Gastrite cronica atrofica*	➤ *Asintomatici*
	➤ *Patologie extra-GI*

Fig. 26. Indicazioni alla terapia eradicante: la figura mostra a sinistra le indicazioni americane, secondo Blaser M et al (1997), raggruppate in due categorie ("definite" e "possibili") e a destra quelle europee proposte a Maastricht (1997), raggruppate in tre categorie ("fortemente raccomandata", "possibile" e "incerta") [Riprodotte da: Blaser MJ (1997) *Helicobacter pylori* eradication and its implications for the future. Aliment Pharmacol Ther 11(suppl 1)103-107 e da: The European *Helicobacter Pylori* Study Group (1997) Current European concepts in the management of *Helicobacter pylori* infection. The Maastricht Consensus Report. Gut 41:8-13]

In realtà osservando la figura è possibile notare alcune differenze fra i suggerimenti proposti dalla consensus europea (Maastricht, 1997) e la proposta americana (Blaser, 1997). Quest'ultima è più concisa, prevedendo solamente due categorie di patologie per le quali è prevista l'indicazione all'eradicazione (definita e possibile) e si differenzia dalle linee guida europee per l'indicazione "definita" alla eradicazione nei soggetti con chiara familiarità per Ca gastrico.

Non vi sono dubbi sulla necessità di eradicare tutti pazienti con **ulcera peptica**, sia essa in fase attiva, anche sanguinante, che pregressa. I dati proposti dalla letteratura sono ormai incontrovertibili, tanto numerosi e uniformi da non lasciare adito ad alcuna incertezza. L'analisi della letteratura, relativamente alla percentuale di recidive dell'ulcera in pazienti trattati con diverse strategie terapeutiche, dimostra con incontestabile certezza che, soltanto eradicando l'*Helicobacter*, si avrà una percentuale di recidive irrisoria

Anche nei pazienti con una **ulcera sanguinante** all'esordio, l'incidenza di una recidiva di sanguinamento è significativamente più bassa dopo la eliminazione del batterio.

Un'altra categoria nella quale il trattamento eradicante è fortemente raccomandato è quella dei pazienti con **linfoma gastrico MALT low grade**. Naturalmente è assolutamente necessaria la sicurezza della diagnosi e che la neoplasia sia confinata entro lo stomaco. Il trattamento di queste forme va assolutamente circoscritto ai centri specialistici che dovranno seguire strettamente i pazienti con un follow-up di almeno 5 anni. Nei pazienti eradicati è lecito attendersi una guarigione definitiva fra il 50% ed il 70%.

Il trattamento eradicante può risultare utile nella **profilassi delle recidive dell'adenocarcinoma gastrico** già resecato che sembrano ridursi nettamente nei soggetti trattati con successo. È anche consigliato il trattamento profilattico nei **pazienti con familiarità diretta per Ca gastrico**, considerato che costoro sono esposti sia ad un rischio genetico che alla infezione con un ceppo particolarmente aggressivo; non vi sono comunque dati sufficienti a comprovare tale affermazione.

Nei pazienti con **gastrite** la presenza di gravi alterazioni istologiche della mucosa gastrica viene reputata come una condizione per la quale sia consigliabile l'esecuzione del trattamento eradicante. Il punto critico di questa proposta è rappresentato dal momento in cui attuare la terapia, considerata la numerosità dei soggetti infettati e la contemporanea presenza di alterazioni istologiche. Dobbiamo allora chiederci in quale momento della cascata (gastrite cronica - cancro) dobbiamo intervenire per interromperne l'evoluzione. Siamo in grado di identificare mediante precisi criteri, i soggetti da sottoporre ad un trattamento eradicante preventivo e di stabilire quale sia nella popolazione generale la prevalenza di questi criteri?

Merining e coll. hanno proposto un sistema a punteggio che prevede l'analisi di tre aspetti:
1) Infiltrato linfoplasmacellulare (grado della gastrite) al corpo eguale o superiore al II grado.
2) Infiltrato neutrofilo (attività della gastrite) al corpo eguale o superiore al II grado.
3) Presenza di metaplasia intestinale al corpo e/o all'antro.

Per ognuno dei precedenti criteri viene assegnato un punto. Con tre punti la probabilità che la gastrite evolva in cancro è molto alta (OR = 7.74).

Vi è poi un gruppo di condizioni nelle quali è possibile effettuare la terapia eradicante in maniera discrezionale, poiché i dati della letteratura non sono ancora definitivamente certi.

Indubbiamente i **pazienti con dispepsia funzionale**, non ulcerosa, rappresentano il gruppo più numeroso in questo raggruppamento, estremamente importante in considerazione dei costi che tale patologia comporta per la comunità. Abbiamo già detto che non esistono ad oggi elementi definitivi che facciano propendere in un senso (eradicare) o in quello opposto e sappiamo anche come sia difficile evitare il trattamento una volta che si sia individuata l'infezione. Personalmente non siamo d'accordo sul principio che è sufficiente utilizzare un test non invasivo per poi attuare l'eradicazione; pensiamo invece che, una volta stabilita la necessità di valutare in un dispeptico la presenza dell'*Helicobacter*, sia opportuno conoscere anche lo stato della mucosa ed il grado e l'estensione della gastrite. Questi parametri, insieme con l'aspettativa di vita (età), la clinica, la qualità di vita attuale del paziente, possono più ragionevolmente e criticamente indirizzare verso la scelta terapeutica. In ogni caso è necessario rispettare i desideri del paziente che comunque va debitamente informato sui rischi e sulle prospettive di successo.

Un altro problema non risolto è rappresentato dalla possibilità che i trattamenti con farmaci capaci di inibire la secrezione acida (antiacidi a dosi terapeutiche, H_2 bloccanti, PPI) utilizzati per lungo tempo possano favorire nei soggetti infettati la diffusione del batterio entro lo stomaco ed il peggioramento della gastrite. In realtà questa possibilità sembra già realizzarsi dopo le cosiddette terapie short term e comunque la eradicazione del batterio può indurre la comparsa od il peggioramento di una malattia da reflusso.

Anche nel caso di **pazienti Hp+ che debbano sottoporsi a trattamenti con FANS** potrebbe essere necessario, secondo alcuni autori, attuare una terapia profilattica per eliminare il batterio, considerato che entrambe sono fattori di rischio per l'ulcera. I dati sull'argomento sono contrastanti ma recentemente due importanti studi realizzati su pazienti in terapia con FANS, hanno dimostrato che la presenza dell'*Helicobacter* rappresenta addirittura un fattore di protezione nei confronti dell'insorgenza delle ulcere da antiinfiammatori.

Non vi è alcuna indicazione per il trattamento dei pazienti asintomatici, per la profilassi del cancro e nel caso di manifestazioni extradigestive.

Individuate le categorie di pazienti da sottoporre a trattamento eradicante resta da definire come trattare i pazienti. Recentemente sono stati pubblicati i risultati di una indagine realizzata per individuare quali fossero gli schemi di terapia utilizzati dai medici di medicina generale. Per 154 pazienti Hp+ sono stati utilizzati ben 56 schemi diversi di trattamento!!

Questi dati sono un chiaro esempio dello stato di confusione nel quale si trovano molti medici, non esclusi molti specialisti e ciò non è sorprendente considerato l'enorme numero di trials riportati dalla letteratura, molti dei quali realizzati su numeri molto limitati di pazienti, non controllati, senza cecità o randomizzazione. Spesso sono stati variati gli antibiotici, le posologie e la durata dei trattamenti, aumentando ancora di più la confusione. Solo recentemente sono stati presentati trials clinici numericamente e metodologicamente ineccepibili, nei quali i risultati sono stati proposti sia con l'analisi "intention to treat", più aderente alla realtà, che con quella "per protocol" che dà informazioni sul trattamento.

I diversi regimi terapeutici vengono classificati a seconda del numero di antibiotici impiegati.

Le diverse **monoterapie**, utilizzate agli inizi, sono ormai cadute in disuso sia per la modestia dei risultati ottenuti, sia perché le varie molecole utilizzate provocavano l'insorgenza di una resistenza batterica. La maggior parte delle terapie duplici o triplici prevede la somministrazione contemporanea di un farmaco inibente la secrezione acida, in genere un inibitore della pompa protonica (PPI), e di uno o due antibiotici. Fa eccezione la "classica" triplice, primo protocollo veramente efficace, che comprende il bismuto, il metronidazolo, e la tetraciclina o l'amoxicillina.

Le **terapie duplici** hanno fornito risultati molto variabili e recentemente sono state sostituite da protocolli più efficaci, mentre la triplice con il bismuto è passata in seconda linea a causa dei numerosi effetti collaterali e per la numerosità dei farmaci che rendevano scadente la compliance da parte dei pazienti. Pochissimi, anche se promettenti, sono tuttora i dati sull'impiego della triplice con bismuto per soli sette giorni al posto dei canonici quattordici giorni.

Il trattamento più utilizzato attualmente è quello (**terapia triplice**) che si fonda sull'impiego di un PPI e di due antibiotici in associazione fra loro (Tab. 8), utilizzando questi ultimi per soli 7 giorni e continuando l'antisecretore per altre tre settimane. Questi regimi permettono di ottenere l'eradicazione in una percentuale compresa fra l'85% ed il 95%. In caso di insuccesso è possibile modificare gli antibiotici utilizzati, tenendo conto del fatto che la resistenza al metronidazolo è abbastanza frequente, soprattutto fra gli immigrati e fra le donne, ma che anche la claritromicina sta rapidamente incrementando il livello di resistenza.

In caso di insuccesso si può direttamente passare alla **quadruplice** che prevede l'associazione del PPI con la triplice con bismuto e che sembra fornire risultati eccellenti con tassi di eradicazione prossimi al 95% (Tab. 8).

Vogliamo ricordare infine che recentemente è stata proposta la utilizzazione della ranitidina bismuto, che in associazione con due antibiotici ha permesso di ottenere, in soli sette giorni, tassi di eradicazione simili a quelli ottenuti con le triplici con PPI. Inoltre questa nuova associazione sembra essere molto promettente anche nelle forme resistenti a metronidazolo e claritromicina.

Il successo di ogni terapia eradicante dipende dalla compliance del paziente e dalla resistenza agli agenti antimicrobici impiegati. In particolare i protocolli terapeutici impiegati sono in grado di garantire risultati eccellenti e dopo numerosi tentativi si è ottenuta una riduzione della durata del trattamento che, se da una parte ha semplificato le cose, dall'altra rende essenziale la stretta aderenza alle indicazioni terapeutiche. Per tale motivo è importante spiegare attentamente le ragioni della terapia e perché sia necessario attenersi scrupolosamente alla posologia consigliata, cosa ci si può aspettare dal trattamento e quali possano essere gli effetti collaterali. È altresì importante prospettare al paziente la possibilità che il trattamento non dia i risultati sperati e che comunque potrà essere necessario ripeterlo modificando i farmaci da utilizzare. Infine, anticipando la natura dei possibili effetti collaterali si renderà più tranquillo il paziente. Un problema via via crescente è quello delle resistenze batteriche, difficili da prevedere e solo ipotizzabili ove il paziente abbia già utilizzato in precedenza tali farmaci. Più comune è la resistenza al metronidazolo e similari, ma negli ultimi anni anche la resistenza alla claritromicina è in netto incremento. Quando sono presenti ceppi resistenti il risultato del trattamento eradicante diviene assolutamente insoddisfacente (Fig. 27).

Tabella 8. Terapia eradicante. Protocolli. *H. pylori* trattamento [The Maastricht Consensus Report (1996)]

PROTOCOLLO DI I SCELTA TRIPLA TERAPIA
INIBITORE POMPA PROTONICA (bis in die) associato a: • METRONIDAZOLO (400 mg/bid) o TINIDAZOLO (500 mg/bid) + CLARITROMICINA (250 mg/bid) oppure • AMOXICILLINA (1000 mg/bid) + CLARITROMICINA (500 mg/bid) oppure • AMOXICILLINA (500 mg/tid) + METRONIDAZOLO (400mg/tid)

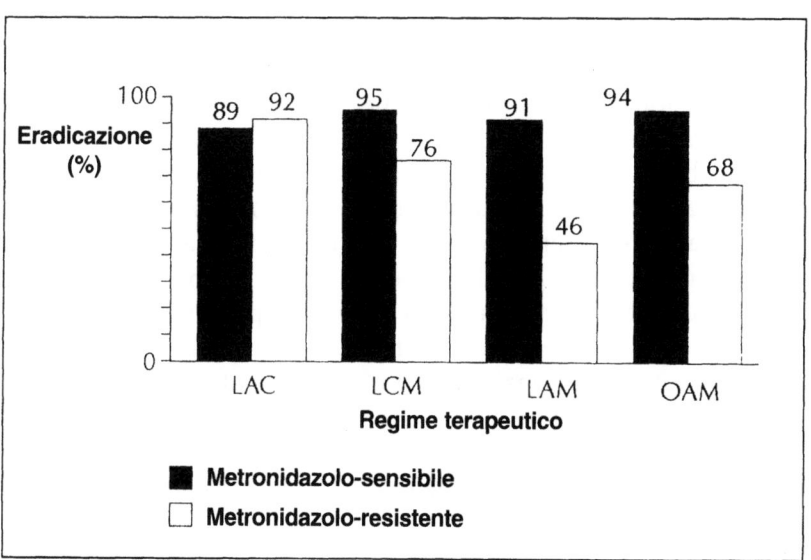

Fig. 27. Effetto della resistenza al metronidazolo dopo terapia eradicante di 1 settimana con terapia tripla. L = lansoprazolo 30 mg b.d.; A = amoxicillina 1 g b.d.; C = claritromicina 250 mg b.d.; M = metronidazolo 400 mg b.d.; O = omeprazolo 20 mg b.d.) [Riprodotta da Misiewicz JJ et al (1997) Management of *Helicobacter pylori* - related disorders. Eur J Gastroenterol Hepatol 9(suppl 1):17-21]

Ad ogni modo è necessario utilizzare sempre i protocolli terapeutici che, secondo i dati presenti nella letteratura e secondo l'analisi "intention to treat" siano in grado di garantire almeno l'80-85% di successi; inoltre sarebbe opportuno che ogni valutazione, scelta e decisione fosse attentamente vagliata, magari con la collaborazione di specialisti del settore.

È importante anche ricordare che l'eradicazione in un paziente con ulcera duodenale non necessariamente significa la cessazione di ogni terapia. Abbiamo spesso visto comparire altri sintomi, per esempio quelli tipici di una MRGE, forse dovuti alla pratica di diete prima proibite, all'incremento ponderale o alla guarigione di una gastrite con il ritorno ai livelli secretori ottimali che potrebbero provocare un reflusso patologico. Una certa quota di pazienti potrebbe avere ancora necessità di farmaci antisecretori per l'impossibilità di eradicare il batterio, perché deve assumere per lungo tempo degli antiinfiammatori non steroidei, o più semplicemente perché l'ulcera non è correlata all'*Helicobacter* (Fig. 28).

Infine, vogliamo sottolineare che dopo oltre 15 anni dalla sua scoperta è forse necessario tirare per un attimo il fiato imponendoci un momento di riflessione. Dopo l'indifferenza e dopo l'incontrollabile desiderio di recuperare il tempo perduto esaltando la sterilizzazione totale, ci pare opportuno che si torni a riflettere ed a soppesare con attenzione ogni nostro comportamento. È stato giustamente scritto che "al momento attuale siamo troppo ignoranti sulle diversità esistenti tra i diversi ceppi batterici e sulle interazioni con gli esseri umani per potere tranquillamente invocare la loro totale eliminazione. È possibile che oltre a quelli cattivi e quelli molto cattivi ne esistano di neutrali o addirittura di buoni. Una visione monolitica del problema non serve affatto agli esseri umani". Non possiamo che essere assolutamente d'accordo!

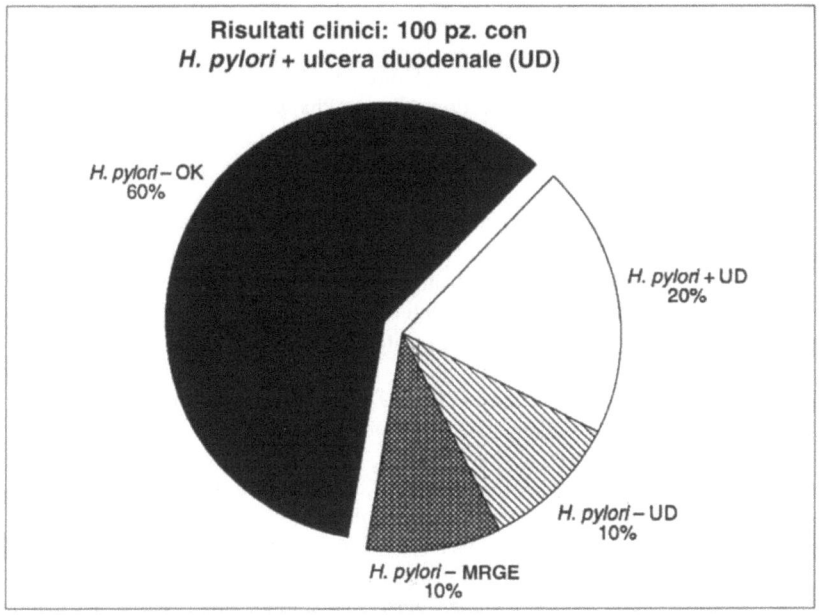

Fig. 28. Risultati nel follow-up clinico relativi a 100 pazienti ipotetici con infezione da Hp e ulcera duodenale. [Riprodotta da: Marshall BJ (1997) The future of *Helicobacter pylori* eradication: a personal perspective. Aliment Pharmacol Ther 11(suppl 1):109-115]

Bibliografia essenziale

Bayerdorffer E, Miehlke S, Neubauer A, Stolte M (1997) Gastric MALT-Lymphoma and *Helicobacter pylori* infection. Aliment Pharmacol Ther 11[suppl 1]:89-94

Blaser MJ (1990) *Helicobacter pylori* and the pathogenesis of gastroduodenal inflammation. J Infect Dis 161:626-633

Blaser MJ. (1997) Not all *Helicobacter pylori* strains are created equal: should all be eliminated ? Lancet 349:1020-1022

Di Mario F, Dal Balò N, Salandin S et al (1998) The appearance of GORD in patients with duodenal ulcer after eradication of *Helicobacter pylori* (Hp) infection: a 4 year prospective study. Gastroenterology 114:A959

El-Serag HB, Sonnenberg A (1998) Opposite time trends of peptic ulcer and reflux disease. Gut 43:327-333

Labenz J, Blum AL, Bayerdorffer E et al (1997) Curing *Helicobacter pylori* infection in patients with duodenal ulcer may provoke reflux esophagitis. Gastroenterology 112:1442-1447

Marshall BJ, Warren JR (1984) Unidentified curved bacilli in the stomach of patients with gastritis and peptic ulceration. Lancet i:1311-1315

Megraud F (1997) Resistance of *Helicobacter pylori* to antibiotics Aliment Pharmacol Ther 11[suppl 1]:43-53

Pace F, Bianchi Porro G (1998) Gastro-oesophageal reflux and *Helicobacter pylori*. In: Gasbarrini G, Gasbarrini A (eds) New acquisitions in *Helicobacter pylori* infection. It J Gastroenterol Hepatol 30(suppl 3):289-293

Parsonnet J, Friedman GD, Vandersteen DP et al (1991) *Helicobacter pylori* infection and the risk of gastric carcinoma. N Engl J Med 325:1132-1136

Pounder RE, Ng D (1995) The prevalence of *Helicobacter pylori* infection in different countries. Aliment Pharmacol Ther 9:S33-S39

Richter JE, Falk GW, Vaezi MF (1998) *Helicobacter pylori* and gastroesophageal reflux disease: the bug may not be all bad. Am J Gastroenterol 93:1800-1803

Savarino V, Zentilin P, Bisso G et al (1999) Optimal duration of therapy combining ranitidine bismuth citrate with claritromycin and metronidazole in the eradication of *Helicobacter pylori* infection. Aliment Pharmacol Ther 13:43-47

Sonnenberg A (1996) Cost benefit analysis of testing for *Helicobacter pylori* in dyspeptic patients. Am J Gastroenterol 91:1773-1777

Talley NJ, Janssens J, Lauritsen K et al (1999) Eradication of *Helicobacter pylori* in functional dyspepsia: randomised double blind placebo controlled trial with 12 months' follow up. Br Med J 318:833-837

The European Helicobacter Pylori Study Group (1997) Current European concepts in the management of *Helicobacter pylori* infection. The Maastricht Consensus Report. Gut 41:8-13

Vaira D, Holton J, Menegatti M et al (1998) Blood tests in the management of *Helicobacter pylori* infection. Gut 43[suppl 1]:S39-S46

Vicari J, Peek RM, Falk GW et al (1998) The seroprevalence of cag A-positive *Helicobacter pylori* strains in the spectrum of gastroesophageal reflux disease. Gastroenterology 115:50-57

Vigneri S, Termini R, Scialabba A (1993) *Helicobacter pylori*: a successful pathogen. F. Folini Editore, Casalnoceto

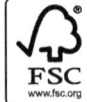

MIX
Papier aus verantwortungsvollen Quellen
Paper from responsible sources
FSC® C105338

If you have any concerns about our products,
you can contact us on
ProductSafety@springernature.com

In case Publisher is established outside the EU,
the EU authorized representative is:
**Springer Nature Customer Service Center GmbH
Europaplatz 3, 69115 Heidelberg, Germany**

Printed by Libri Plureos GmbH
in Hamburg, Germany